Knaur.

Im Knaur Taschenbuch Verlag sind bereits folgende
Bücher von Daniel Wiechmann erschienen:
Mein schwuler Friseur (zusammen mit Oliver Kuhn)
Montagmorgen und es ist draußen noch dunkel
(zusammen mit Oliver Kuhn)
Bumsen, Bügeln, Bergsteigen (zusammen mit Oliver Kuhn)
Zickenterror

Über den Autor:
Daniel Wiechmann, Jahrgang 1974, ist in Berlin aufgewachsen. Er besuchte die Journalistenschule in München und wurde dort zum Redakteur ausgebildet. Seither lebt Daniel Wiechmann in München und arbeitet als Journalist und Autor. Er ist für verschiedene Verlage und Werbeagenturen tätig. Von ihm sind bisher fünf Bücher erschienen.

Daniel Wiechmann

HILFE,
wir sind schwanger

Ein Kopfkissenbuch für werdende Väter

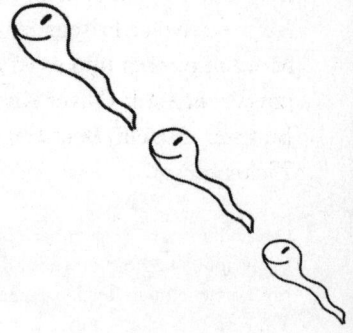

Knaur Taschenbuch Verlag

Besuchen Sie uns im Internet:
www.knaur.de

Originalausgabe November 2008
Copyright © 2008 bei Knaur Taschenbuch.
Ein Unternehmen der Droemerschen Verlagsanstalt
Th. Knaur Nachf. GmbH & Co. KG, München
Alle Rechte vorbehalten. Das Werk darf – auch teilweise –
nur mit Genehmigung des Verlages wiedergegeben werden.
Umschlaggestaltung: ZERO Werbeagentur, München
Umschlagabbildung: FinePic, München
Satz: Adobe InDesign im Verlag
Druck und Bindung: CPI – Clausen & Bosse, Leck
Printed in Germany
ISBN 978-3-426-78089-3

5   4   3   2   1

Inhalt

Für Letizia, Mutter eines Giganten

Einleitung

Kinder zu kriegen ist das größte Glück dieser Erde.

Wenn es doch nur nicht so verdammt lange dauern würde.

Und man dazu nicht ausgerechnet eine Frau bräuchte.

Eine schwangere Frau ist wie ein rohes Ei. Ohne Schale. Und es ist deine Aufgabe, sie 1. heil und 2. rechtzeitig im Krankenhaus abzuliefern. Und glaube ja nicht, dass es reicht, wenn du dafür die Nummer vom Taxi-Ruf auswendig gelernt hast.

Während der Schwangerschaft erlebst du gemeinsam mit deiner Frau Momente des Glücks, die du dein ganzes Leben lang nicht vergessen wirst. Aber es wird in dieser Zeit auch Momente geben, von denen du hoffst, dass du dich am besten schon in fünf Minuten nicht mehr an sie erinnern kannst.

Schon im Normalzustand stellen viele Frauen ihre Männer immer wieder vor unlösbare Rätsel. Warum etwa sagen Frauen »Nein«, wenn sie »Ja« meinen? Warum können sie gleichzeitig Diät machen und dicker werden? Warum probieren sie jeden Monat eine neue Frisur, anstatt endlich einmal eine passende zu finden? Warum wünschen sich alle Frauen einen Mann mit Humor, lachen aber niemals über die Witze, die ihnen ein Mann erzählt?

Nicht wenige Männer sind an diesen Rätseln gescheitert und haben sich von lebenslustigen und wagemutigen, manchmal vielleicht ein wenig über das Ziel hinausschießenden, aber doch immer sympathischen Abenteurern in manisch depressive, sich zweimal am Tag duschende Sensibelchen verwandelt, die statt Entschlossenheit und Todesverachtung einen Aktenkoffer sowie ein schlechtes Gewissen mit sich herumtragen. Einfach, weil sie mit dem Zickenterror nicht mehr klargekommen sind.[1]

Doch die alltägliche Wankelmütigkeit deiner Frau ist nichts im Gegensatz zum Herumgezicke der Holden in der Schwangerschaft. Kein Wunder, feiern doch die Hormone im Körper einer schwangeren Frau neun Monate lang ihre ganz eigene Loveparade.

Stelle dir eine Mischung vor aus den jammernden Jacob-Sisters, deren Hunde gerade aus Versehen von einem 3,5-Tonnen schweren LKW überfahren wurden, einer hysterischen Victoria Beckham, der beim Flug von London nach Los Angeles das Schminkköfferchen abhandengekommen ist, und Moby Dick, der einfach nur Moby Dick ist, und du bekommst eine ungefähre Ahnung da-

---

1 Eine ausführliche Abhandlung zum Mysterium Frau findest du im Bestseller »Zickenterror. Was Männer über Frauen denken« vom gleichen Autor. Inklusive Gebrauchanweisung für Frauen und dem Geheimnis einer glücklichen Beziehung zwischen Mann und Frau.

von, was dich als Mann in den Monaten der Schwangerschaft erwartet. Und darauf solltest du vorbereitet sein.
»Hilfe, wir sind schwanger« macht dich zum perfekten
Helferlein in den neun Monaten des Ausnahmezustan-
des. Dieses Buch hilft dir Gefahren vorherzusehen, von
denen du nicht weißt, dass es sie überhaupt gibt. Es ver-
sorgt dich mit praktischen Tipps, mit denen du selbst den
unlösbaren Problemen der Schwangerschaft furchtlos
entgegentreten kannst.

An einigen Stellen aber, da vermag jedoch selbst dieser
ultimative Schwangerschafts-Guide nur noch eines …

… dir Trost zu spenden.

Und eines ist sicher:

Den wirst du bitter nötig haben.

Und was jetzt?

     Pressen??? …

          Nein, noch nicht!

1. Kapitel: Aktion Eisprung

Wie man richtig schwanger wird und das dabei möglicherweise auftretende Gespenst der Impotenz ganz schnell vertreibt

Schwanger werden? Nichts leichter als das, denkt sich der unbedarfte Mann. Endlich Sex. Was ist schon dabei? Fünf Minuten arbeiten und dann neun Monate lang die Hände in den Schoß legen. Das ist doch ein guter Deal.

Weit gefehlt, denn Schwangerwerden hat mit Sex in etwa so viel zu tun wie Politik mit Ehrlichkeit. Hört ein Mann, nachdem er gemeinsam mit seiner Frau den Entschluss gefasst hat, ein Kind zu bekommen, die Liebste auf dem Sofa flöten: »Komm Schatz, lass uns Sex haben«, fühlt sich das für ihn genauso an, als würde Guido Westerwelle ihm gegenüberstehen, ihm freundschaftlich den Arm um die Schulter legen und zärtlich sagen: »Lieber Herr Wiechmann, wir müssen jetzt Ihre Steuern erhöhen, damit es Ihnen bessergeht.«

Irgendetwas ist da faul.

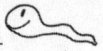

Tipp: So funktioniert Schwanger-werden-Sex am besten

1. Stelle dir vor, wie es sein wird, wenn dein Sohn in 20 Jahren im Finale der Fußball-WM ein Tor erzielt.
2. Wenn das nicht hilft, stelle dir vor, wie dein Sohn in 20 Jahren im Finale der Fußball-WM zwei Tore erzielen wird. Eines davon lässig elegant mit der Hacke.
3. Ist selbst das noch nicht Motivation genug, stelle dir vor, wie dein Sohn in 20 Jahren während des Finales der Fußball-WM im Elfmeterschießen der letzte Schütze ist. Ruhig und gelassen hat er sich den Ball zurechtgelegt. Die letzten 23 Strafstöße in der Bundesliga und in der Champions League hat er traumhaft sicher verwandelt. Er läuft an. Er schießt. Der Ball fliegt mit einer unglaublichen Geschwindigkeit. Am Tor vorbei. Das Finale ist futsch, und die Brasilianer sind zum achten Mal Weltmeister. Eine Viertelstunde später klingelt dein Telefon. Dein Sohn ist dran. Du bist der erste Mensch, mit dem er jetzt reden möchte.

Frauen haben Angst, einen Lkw auf der Autobahn zu überholen. Sie haben sämtliche Filme mit Hugh Grant im Kino gesehen und fünf Minuten vor dem Ende, als es noch ganz und gar nicht nach einem Happy End aussah, bitterlich geweint. Sie haben angefangen zu arbeiten, um Männer nicht nur zu Hause, sondern auch im Büro genau im Auge zu behalten.

Frauen haben 33 Handtaschen daheim, von denen jede entweder zu klein oder zu groß ist für die Dinge, die sie am Abend in die Oper mitnehmen muss. Frauen haben Hunderttausende italienische Schuster reich gemacht, sie haben dafür gesorgt, dass es in Restaurants so etwas Sinnloses wie Salat mit gebratenen Putenbruststreifen zu essen gibt.

Doch eines haben Frauen in ihrem Leben nicht.

Z e i t .

Hat eine Frau in ihrem Leben nach langem Überlegen und schier endlosen Telefonaten mit ihrer besten Freundin erst mal einen Entschluss gefasst, will sie diesen auch in die Tat umsetzten. Unverzüglich. Sofort. Auf dem schnellsten Weg.

Und so ist das auch mit dem Schwangerwerden. Das Dumme daran: Schwanger werden dauert eine Weile. Die Natur hat in dieser Hinsicht einen feinen Sinn für Humor. Nur Teenagern, die sich in ihrer Leidenschaft nicht beherrschen können und unverhütet herumpimpern, gelingt es, gleich beim ersten Liebesakt ein Kind zu zeugen. Ältere Paare dagegen müssen für die Schwangerschaft richtig arbeiten.

Nach zwei Wochen Sex im Akkord und 126 negativen Schwangerschaftstests später bekommt Mann daher Folgendes zu hören: »Liebling, glaubst du nicht auch, dass du dich nicht vielleicht einmal untersuchen lassen solltest? Mit mir ist ja alles in Ordnung, ich bin ja ständig bei meiner Ärztin, und sie hat mir gesagt, dass ich sozusagen dafür gemacht wäre, Kinder zu bekommen. Jetzt versuchen wir es schon zwei Wochen lang, und ich bin immer noch nicht schwanger.«

Was sie in Wirklichkeit meint: »Ich glaube, dass du impotent bist. Sollte dem so sein, würde ich es gern so schnell wie möglich erfahren, damit ich anfangen kann, mir einen richtigen Mann zu suchen, der mir ein Kind macht.«

Jetzt heißt es Ruhe bewahren und dreimal durchatmen. Was bei der Sekretärin auf der Weihnachtsfeier geklappt hat, muss ja wohl auch im heimischen Bett zu bewerkstelligen sein.[2]

Tipp: SO VERTREIBST DU DAS GESPENST DER IMPOTENZ

1. Lass dich von Sätzen wie »Die Erektion beginnt im Kopf« nicht irritieren. Die Erektion beginnt dort, wo sie auch aufhört. Und das ist ganz bestimmt nicht im, am oder in der Nähe des Kopfes. Wie sähe das denn auch aus?

2   Manche Frauen neigen dazu, ihrer Ich-werde-nicht-schwanger-oh-mein-Gott-Hysterie dadurch Ausdruck zu verleihen, dass sie auf der gemeinsamen Lektüre von Büchern mit Titeln wie »Aktion Eisprung« oder »Ich will schwanger werden. Entspannt zum Wunschkind mit der Ferti-Relax-Methode« bestehen. Diese Bücher gibt es wirklich. Hierzu einige wichtige Anmerkungen: Vom Lesen wird man nicht schwanger. Frauen, die derart verkrampft an die Sache herangehen, werden erst recht nicht schwanger. Und der Erfinder der FertiRelax-Methode gehört definitiv dorthin, wo sich auch schon die Natasha, Euler und der kleine Jehan befinden: auf den Mond. Für alle Unwissenden: Bei Natasha, Euler und dem kleinen Jehan handelt es sich nicht etwa um von der NASA bei den Mondlandungen vergessene Astronauten, sondern Krater.

2. Sollte dir das mit zarter Penetranz vorgetragene Dauernörgeln deiner Frau, darüber, dass sie nicht schwanger werde, zu viel werden, erzähle ihr am Frühstückstisch beiläufig, dass die Fortpflanzungsfähigkeit eines Menschen bereits im Mutterleib durch chemische Substanzen erheblich beeinträchtigt werden kann. Unter anderem durch Haltbarkeitsmittel in Kosmetika.
3. Frage anschließend nach, wie genau noch einmal die Creme heißt, die deine Frau sich vor ein paar Tagen gekauft hat, um Schwangerschaftsstreifen vorzubeugen. »Vielleicht ist es ja dieselbe, die auch meine Mutter immer benutzt hat?«
4. Frage anschließend nach, warum sich deine Frau eigentlich eine Creme kauft, um Schwangerschaftsstreifen vorzubeugen, wenn sie doch noch gar nicht schwanger ist.

Trostpflaster:
Bei achtzig Prozent der Paare, die nicht verhüten, kommt es **innerhalb eines Jahres** zur Schwangerschaft.

2. Kapitel: Jubel, Trubel, Heiterkeit?

Wie du deiner Frau, die dir offenbart, sie sei schwanger, zu verstehen gibst, dass du dich freust, obwohl du am liebsten ohnmächtig werden möchtest

Eines der wichtigsten Dinge überhaupt an der ganzen Schwangerschaft ist die richtige Reaktion des Mannes auf die Verkündung der frohen Botschaft seiner Frau, dass *sie es geschafft habe*, endlich schwanger zu werden. Setzt du diesen Moment in den Sand, wirst du in den nächsten neun Monaten eher selten lachen.[3]

Das Problem an der richtigen Reaktion auf die frohe Botschaft besteht darin, dass das Schwangersein für Frauen und Männer vollkommen unterschiedlich funktioniert. Während die Frau zu Beginn der Schwangerschaft vor allem das Gefühl göttlicher Schöpfungskraft und den hochemotionalen Gedanken an die große Leistung, die sie in den kommenden neun Monaten vollbringen wird[4],

---

3 Setzt du diesen Moment komplett in den Sand, wirst du in weniger als zwei Wochen sehr viel und zum letzten Mal für Jahre lachen. Nämlich dann, wenn dir dein Anwalt erklärt hat, wie die Sache mit den Unterhaltszahlungen genau funktioniert.

4 Nach außen hin sieht es so aus, als würde die »große Leistung« der Frau während der Schwangerschaft aus nichts anderem als 1. Essen 2. neue Klamotten kaufen und 3. Jammern bestehen. Das ist natürlich nicht wahr. In Wirklichkeit sind Frauen neben dem Essen, dem Klamot-

in sich spürt, fühlen viele Männer erst einmal nur einen leichten bis mittelschweren Kopfschmerz bei der Vorstellung, wer denn das Ganze jetzt bezahlen soll: Millionen Windeln, 16 verschiedene Sportausrüstungen, den VW Golf zum bestandenen Abitur.

Im Zweifel sind das nämlich sie.

Und genau das ist der Grund, aus dem viele Männer im Moment der Verkündung der frohen Botschaft, statt in Jubelarien auszubrechen, sich eher so fühlen, als stünden sie in T-Shirt und Bermudashorts auf einer Dinnerparty, bei der sogar die Kellner Frack tragen. Es ist ja nicht so, dass sich die Männer nicht auf diese Party, sprich das Baby, freuen würden. Es ist vielmehr so, dass sie nicht genau wissen, wie diese Party enden wird. Sie haben, ohne es zu wollen, ein wenig Angst davor, den einen oder anderen Drink zu viel zu nehmen und hinterher mit einem schlimmen Kater aufzuwachen.

Natürlich fahren auch bei Männern im Moment der Verkündigung der frohen Botschaft die Gefühle Achterbahn. Aber im ersten Moment scheint die Gondel immer nur weiter und weiter nach unten zu rasen und sorgt so für ein fieses flaues Gefühl im Magen.

---

tenkaufen und dem Rumjammern auch noch sehr damit beschäftigt, ihrem Mann die Schuld an dem ganzen Unglück zu geben. Und so ganz unrecht haben sie damit ja nun einmal leider nicht.

Für Frauen ist die Verkündigung der frohen Botschaft dagegen eine Offenbarung, ein Manifest der Liebe. Es ist der Moment, in dem sie ihrem Mann das größtmögliche Geschenk ihres Lebens macht. Etwas Wertvolleres als ein Kind wird sie ihm nie geben können. Und eines ist sicher: Die werten Damen müssen sich für dieses Geschenk richtig ins Kreuz legen und ordentlich abbuckeln.[5] Dafür dürfen sie vollkommen zu Recht ein wenig Enthusiasmus und Freude erwarten.

Deine Frau erwartet aber nicht nur pure Glückseligkeit, sondern auch Unterstützung von dir. Denn bei aller Freude hat sie selbst auch mächtig die Hosen voll. Dabei verhalten sich die Zunahme des Bauchumfangs und die Zunahme der Angst exponentiell. Sprich, mit jedem Zentimeter mehr an Bauchdurchmesser verdoppelt sich die Angst bei deiner Frau. Ungefähr Ende des 7. Monats wird sich die Angst in nackte Angst verwandeln. Zwei Wochen später reden wir nur noch von purer Panik.

Egal, wie oft deine Frau behauptet, ihr Körper sei schließlich dafür gemacht, Kinder zu kriegen: Sie hat keinen blassen Schimmer, was da genau auf sie zukommt. Sie weiß noch nicht, wie schwer so ein Schwangerschaftsbauch wirklich sein kann. Da ist nur die unangenehme

---

5 Manche Männer neigen zu der leichtfertigen Behauptung, dass sie »liebend gerne« Kinder zur Welt bringen würden, wenn sie es denn könnten. Diese Männer haben keine Ahnung davon, was es bedeutet, schwanger zu sein. Und auch du wirst, wenn du dieses Buch bis zu Ende gelesen hast, ein Glas auf dein Y-Chromosom leeren, das diesen Kelch an dir hat vorübergehen lassen.

Ahnung, dass sie wirklich so schwer sind, wie sie aussehen.[6] Sie hat von der Übelkeit gehört und vom Heißhunger auf Erdbeereis mit sauren Gurken. Und dann ist ja auch noch die Sache mit dem Geburtsschmerz, von dem es nicht selten heißt, dass er kein Zuckerschlecken sei.

Die Situation bei der Verkündigung der frohen Botschaft ist also folgende: Du hast Angst, deine Frau hat Angst, und gemeinsam sollt ihr einen der schönsten Augenblicke in eurem Leben angemessen zelebrieren. Man kann die Situation der Verkündigung der frohen Botschaft daher am besten mit zwei Autos vergleichen, die aus unterschiedlichen Richtungen auf eine Kreuzung zurasen. Doch leider – aufgrund eines technischen Fehlers – stehen für beide Autos die Ampeln auf Grün. Keiner der beiden Fahrer glaubt etwas falsch zu machen, während er mit Vollgas auf die Kreuzung zurast. Dennoch wird es zu einem sehr, sehr schweren Unfall kommen, der für beide Fahrer – obwohl sie komplett unschuldig sind – sehr, sehr schmerzhaft abläuft.

Schmerzen sind jedoch etwas, das eine Frau während ihrer Schwangerschaft überhaupt nicht gebrauchen kann. Es reicht vollkommen aus, dass die Frau am Ende der Schwangerschaft der Mutter aller Schmerzen, dem Geburtsschmerz, mit dem Mut einer Löwin[7] entgegentreten muss. Eine deiner zentralen Aufgaben in den kommenden neun Monaten wird es daher sein, das Leben deiner

---

6   Was leider stimmt.
7   Und eventuell einer leichten Betäubung mittels PDA.

Frau so schmerzfrei wie möglich zu gestalten. Weder körperliche noch psychische Schmerzen sind erlaubt. Und du wirst deine Frau selbst vor den Schmerzen bewahren müssen, die sie sich nur einbildet. Und da Frauen über eine blühende Fantasie verfügen, sind letztere Schmerzen mitunter die schlimmsten.[8]

Wie aber reagiert Mann nun angemessen auf die Verkündigung der frohen Botschaft?

Klar, Männer sind darin geübt, unterm Weihnachtsbaum das zehnte Paar Socken und die 28. Krawatte mit glänzenden Augen und einem leichten, dafür aber umso emotionaler wirkenden Zittern auszupacken: »Schatz, woher wusstest du? Dass ist genau die Krawatte, die ich mir schon immer gewünscht habe.« Doch bei der Verkündigung der frohen Botschaft darf es, wie bei Metzgermeister Sargeder ums Eck, gerne mal ein bisschen mehr sein. Da reicht das Weihnachtssocken-Lächeln nicht aus. Wer auf den Moment der Verkündigung der frohen Botschaft mental nicht top vorbereitet ist, verdoppelt außerdem die Gefahr, dass sein Kind später einmal »Kevin Prince Justin« oder »Bärbel Priscilla Paris« heißen wird.[9]

---

8   Es gibt eine Theorie, wonach der Geburtsschmerz den Frauen nur deshalb so wehtut, weil sie in den Monaten davor allen anderen Schmerzen konsequent aus dem Weg gehen (beziehungsweise die Schmerzen aus dem Weg räumen lassen). Ihr Körper ist einfach nicht mehr an Schmerzen gewöhnt, so dass ein abgerissener Fingernagel plötzlich denselben Schmerzlevel hat wie früher ein Bauchnabelpiercing ohne Betäubung.

9   Siehe Kapitel »Bärbel Priscilla oder Kevin Prince Justin? Wie man den richtigen Namen fürs Kind findet«.

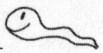

Tipp: Der ultimative 5-Punkte-Plan für eine erfolgreiche Verkündigung der frohen Botschaft

1. Sage einen Satz wie »Das ist der schönste Tag meines Lebens«. Drunter geht's nicht.
2. Küsse deine Frau. Mindestens 30 Sekunden lang.
3. Streichle deiner Frau sanft über den Bauch und frage, wie sie sich fühlt.
4. Schlage ihr vor, morgen mit ihr Strampler und andere wichtige Teile der Babyausstattung einzukaufen.
5. Noch mal küssen. Mindestens 30 Sekunden lang.

Dreißig Sekunden sind das Maß, um Frieden, Geborgenheit und Harmonie in seine Beziehung zu drücken. Doch wie findest du bei der Verkündigung der frohen Botschaft, in diesem Moment aller Momente, in diesem das Leben von mindestens drei Menschen komplett verändernden Augenblick, in dieser Sternstunde des Miteinanders zwischen dir und deiner Frau heraus, ob die dreißig Sekunden schon um sind und der Drückbedarf bei der Frau gedeckt ist? Auf die Uhr kann man schlecht schauen.

Gut zu wissen:
Wissenschaftliche Studien haben ergeben, dass sich Frauen erst dann beschützt und geborgen fühlen, wenn sie von ihrem Mann länger als 30 Sekunden lang im Arm gehalten und/oder geküsst werden. Wer seine Frau nicht so lange im Arm hält und/oder küsst, wird mit ihr auf lange Sicht hin keine stabile Bindung aufbauen.

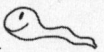

Tipp: So findest du heraus, wie lange deine Frau von dir gedrückt werden möchte.

Auszug aus dem Standardlexikon »*Frauen. Eine Gebrauchsanweisung für jeden Tag – Kapitel 8: »Emotionale Bindung und Zärtlichkeiten*«[10]:

> »Für Männer, die beim perfekten Timing der Drückdauer ihrer Frau unsicher sind, gibt es einen einfachen Trick. Losdrücken, die Umarmung nach einer Weile lösen, die Frau jedoch mit beiden Händen knapp unterhalb der Schulter weiterhin festhalten. Sollte bei der Frau kein weiterer Drückbedarf mehr vorhanden sein, wird sie nun ihre Arme bewegen. Verharren die Arme dagegen bewegungslos, heißt das für den Mann weiter drücken, bis der Drückbedarf der Frau gedeckt ist. Ersatzweise kann der Mann die Frau in dieser Position auch leicht an sich heranziehen und küssen.«

Auf keinen Fall sollte das Drücken und Umarmen wild, hektisch oder zu fest geschehen. Es besteht schließlich fortan die akute Gefahr, das rohe Ei ohne Schale zu beschädigen. Auch wenn das »Kind« derzeit nicht viel größer ist als ein Hamsterköttel und sich am für ihn sichersten Ort der Welt befindet, hat das Wissen um die Schwangerschaft die (eingebildete) Verletzlichkeit der

---

10 Leider gibt es dieses epochale Werk der Gender-Literatur nirgendwo zu kaufen. Da es noch nicht geschrieben wurde. Bettelbriefe an den Verlag könnten helfen, dass es eines Tages doch zu haben sein wird.

Frau exponentiell verstärkt. Wildes Um-den-Hals-Fallen wird vom dergestalt umprogrammierten Frauengehirn als Angriff auf Leib und Leben interpretiert.

Tipp: Sechs Dinge, die ein Mann auf keinen Fall tun sollte, wenn er von einer Schwangerschaft erfährt

1. Ohnmächtig werden.
2. »Bist du auch ganz sicher?« fragen.
3. Entsetzt stammeln: »Oh mein Gott, wie erkläre ich das nur meiner Frau?«
4. Aufspringen, sich wie Tarzan auf die Brust trommeln und die eigene Spermienqualität loben.
5. Seine besten Freunde anrufen, sich mit denen auf ein Bier verabreden und 13 Biere später nach Hause wanken.
6. Sich umdrehen und einschlafen.

3. Kapitel: Hilfe, meine Frau wird ein Wal!

Was du zu tun hast, wenn deine Frau entsetzt bemerkt, dass sie beim Schwangerwerden tatsächlich dicker wird

Ist eine Frau endlich schwanger, gehört ihr Mann fortan zu den fünf sinnlosesten Dingen auf der Welt.

Die anderen vier sind:
1. Akkubohrschrauber
2. Witze über Brad Pitt
3. Rindswürstchen im eigenen Saft
4. die Zahlen 65 bis 120 an einer Waage

Dafür werden Spiegel im Leben einer Frau umso wichtiger. Denn vor solche stellt sich eine schwangere Frau alle fünf Minuten, betrachtet sich ausgiebig, um dann doch sicherheitshalber ihren Mann zu fragen:

»Und, kann man meinen Bauch schon sehen?«

Natürlich nicht, aber diese Frage der Frauen zielt auch nicht unmittelbar auf eine Antwort ab, sondern ist vielmehr eine Übung, die der praktischen Vorbereitung auf das Leben mit Kindern dient, das in wenigen Monaten beginnen wird.

Blende in die Zukunft

Wir schreiben das Jahr 2015. Der erste Urlaub seit Jahren, der die Familie an einen Ort führen wird, der weiter als 120 Kilometer von zu Hause entfernt ist und der nur durch eine mehrstündige Fahrt im nagelneuen Familienvan zu erreichen ist. Was sich wie Urlaub anhört, ist in Wirklichkeit eine Geiselnahme. Doch der Fahrer hat diesmal keine Waffe im Genick, sondern die quengelnde Stimme eines 1,08 Meter großen Terroristen, der alle fünf Minuten wissen will:

»Sind wir schon da?«

Was empfindet ein Mann in dieser Situation?

Drei Dinge:
1. viel Wut
2. noch mehr Schmerz
3. abgrundtiefe Verzweiflung.

Wut herrscht darüber, dass hinter dem 1,08 Meter großen Terroristen auf der Rücksitzbank der weltmächtigste Bündnispartner steht und man den Zwerg deshalb nicht einfach mit roher Gewalt überwältigen oder zumindest einschüchtern kann. Obwohl man kräftiger ist als er.

Der Schmerz entspringt aus der Tatsache, dass dieser Bündnispartner heute am frühen Morgen noch zu dem Mann gesagt hat: »Schatz, ich liebe dich!«, und jetzt alle fünf Sekunden vom Beifahrersitz aus ängstlich auf den Tachometer schielt.

*Verzweifelt ist der Mann darüber, dass sein Kind augenschein-
lich einmal ein fröhlich vor sich hin glucksendes Mondkalb
werden wird, dessen größter beruflicher Erfolg darin bestehen wird, sich vom Mitglied einer Casting-Jury vor Millionen
TV-Zuschauern erklären zu lassen: »Du singst, als wenn du 'ne
Klobürste im Arsch hättest.« Denn nur ein solches werdendes
Mondkalb kann in einem Auto sitzen, das sich gerade mit 167
Stundenkilometern auf einer Autobahn fortbewegt, und sich
allen Ernstes die Frage stellen, ob man »schon da« sei. Jedem
halbwegs intelligenten Wesen müsste in dieser Situation klar
sein, dass wenn man »schon da« wäre, der Wagen irgendwo
anhalten und die Familie aus dem Auto aussteigen würde.*

Rückblende in die Gegenwart

»Und, kann man meinen Bauch schon sehen?«

Um dieses Geduldstraining zu überstehen, muss Mann
sich richtig darauf vorbereiten. Tief ein- und ausatmen
hilft, ist aber nur die halbe Miete. Männer, die nicht in
der Lage sind, von einer auf die nächste Sekunde in Ohn-
macht zu fallen, um sich vor der Antwort auf die lebens-
wichtige Frage »Und, kann man meinen Bauch schon sehen?« zu drücken, sollten sich daher eine gute Strategie
überlegen, denn natürlich kann ein Mann auf die Frage seiner schwangeren Frau: »Und, kann man meinen
Bauch schon sehen?«, nicht einfach antworten:

»Schatz, ich glaube, du bist genauso ein Mondkalb, wie es
unser Kind einmal sein wird. Was machst du bitte schön
die ganze Zeit vor dem Spiegel, wenn du hinterher von

mir wissen willst, was man an dir sehen kann? Ich möchte dich höflich darauf hinweisen, dass der liebe Gott unsere Körper zwar mit einigen fundamentalen Unterschieden erschaffen hat – sonst wärst du nicht schwanger, diese betreffen jedoch nicht die Augen. Wenn man deinen Bauch schon sehen könnte, würdest du es bei einem Blick in den Spiegel bemerken.«

Diese Ausführungen sind zwar inhaltlich richtig und logisch nachvollziehbar, aber man redet ja in diesem Augenblick nicht mit seinem besten Kumpel bei einem kühlen Bier, sondern mit seiner schwangeren Frau vor dem Spiegel. Wie alle Frauen liebt sie es subtiler und möchte auf Umwegen ans Ziel geführt werden.

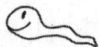

Tipp: Wie gibst du die richtige Antwort auf die Frage »Und, kann man meinen Bauch schon sehen?«

1. Vermeide die Worte »ja« oder »nein«.
2. Vermeide überhaupt generell Antworten auf die Fragen deiner schwangeren Frau, wenn du dich nicht in Schwierigkeiten bringen willst.
3. Stelle stattdessen eine Gegenfrage.
4. Zum Beispiel diese: »Ist dir eigentlich aufgefallen, dass durch die Schwangerschaft deine Augen ein ganz besonderes Strahlen bekommen haben?«
5. Suche dir noch 536 Antworten ähnlich romantischen Kalibers, da du die Frage nach dem Bauch wie gesagt öfter zu hören bekommen wirst.

Irgendwann ist bei der schwangeren Frau dann tatsächlich eine kleine Wölbung am Bauch zu sehen. Diese Wölbung findet die Frau supersüß. Und sie guckt fortan alle drei Minuten glücklich in den Spiegel. Bis zu dem Tag, an dem ihr ihre Hosen nicht mehr passen.

Aus irgendeinem Grund scheint eine Frau tatsächlich zu glauben, dass sie sich in ihrer Schwangerschaft nicht – wie alle anderen Frauen auch – in einen großen runden, gemütlichen Wal verwandeln wird, sondern es bei jener supersüßen Drei-Monats-Wölbung bleibt. Die Bilder hochschwangerer Geschlechtsgenossinnen mit Riesenbäuchen, die sich versehentlich auf ein zu weiches Sofa setzen und von dort nur noch mit fremder Hilfe wieder aufstehen können, speichern Frauen in ihrem Gehirn anscheinend an genau derselben Stelle ab, wo sich auch ihr wahres Alter, die Geheimnummer ihrer EC-Karte und die Dreizugregel fürs Einparken befinden.

An dem Tag aber, an dem einer schwangeren Frau ihre Hosen nicht mehr passen, fällt es ihr wie Schuppen von den Augen, dass sie beim Schwangersein tatsächlich dicker und dicker wird. Mit dieser Erkenntnis, tritt die Schwangerschaft in ihre heiße Phase. Von nun an musst du doppelt auf der Hut sein, da die Stimmungsschwankungen deiner Frau jetzt immer häufiger auftreten und unberechenbar werden.

Du solltest den Eintritt in die heiße Phase der Schwangerschaft daher auf keinen Fall verpassen. Meist beginnt er mit einem ganz und gar harmlosen Satz deiner Frau: »Komisch, meine Röhrenjeans macht mich gar nicht mehr schlank.«

Während für einen Mann jede Jeans, die zwei Beine, sprich Röhren hat, eine Röhrenjeans ist, wissen Frauen, dass sie durch den raffinierten Schnitt dieser speziellen Hose schlanker wirken, als sie in Wirklichkeit sind. Und natürlich machen die Frauen massig Gebrauch von dieser kleinen optischen Täuschung.[11] In der Schwangerschaft wird die Frau jedoch aufgrund ihrer enormen körperlichen Veränderungen gemeinerweise um die Möglichkeit des modischen Körpertunings beraubt. Und dass bedeutet, dass die Frau jede Menge neuer Kleider braucht, weil die alten nicht mehr passen werden. Das klingt an und für sich ja ganz nett, neue Kleider kaufen Frauen schließlich immer gern.

Das Problem: Mode für Schwangere, die gut aussieht, ist in Deutschland genauso selten wie SPD-Wähler in Bayern. Es gibt sie nicht. Da kann sich Frau noch so sehr die Hacken abrennen. Der Shopping-Entzug trifft die Frauen hart. Und um der Beschaffungskriminalität Herr zu werden, sollte ein Mann spätestens nach einer

---

11 Noch immer denken die meisten Männer, dass ihr übermäßiger Alkoholkonsum schuld daran sei, dass eine Frau am Abend in der Bar viel schöner aussah als am Morgen danach im Bett. In Wirklichkeit liegt dieser für den Mann unangenehme Effekt in der Tatsache begründet, dass die Frau neben ihrer Röhrenjeans auch noch ein paar andere raffiniert geschnittene Kleidungsstücke (z. B. ihren Wonderbra) abgelegt hat, die Körperformen simulieren können, die die Frau gar nicht hat.

Woche auf das in Deutschland einzig legale Metha-don-Programm in Sachen Mode für Schwangere zu-rückgreifen: die H&M-Mama-Kollektion.[12]

Doch das ist leichter gesagt als getan. Denn schließlich stellen bei H&M täglich Tausende Frauen die Völker-schlacht von Leipzig nach. Doch wie überlebt Mann diese Schlacht mit einer schwangeren Frau an der Sei-te? Ganz klar, hier musst du als Mann über dich hin-auswachsen.

Oder wenigstens mit Glanz und Gloria untergehen.

---

12 Es gibt schwangere Frauen, die die Mode-Abstinenz so hart trifft, dass sei bei einem Bummel durch die Innenstadt weinend vor einem Bou-tiquen-Schaufenster zusammenbrechen.

4. Kapitel: Ebbe im Kleiderschrank

Warum Umstandsmode so viele Umstände bereitet und wie Mann seiner schwangeren Frau trotzdem etwas Vernünftiges zum Anziehen besorgt

Ein ganz normaler H&M. Irgendwo in Deutschland. Es ist 9.30 Uhr. In der Abteilung mit der H&M-Mama-Kollektion sitzen zwei Dutzend Frauen und weinen. Daneben stehen Männer, die hilflos in der Gegend umherstarren, den weinenden Frauen behutsam auf die Schulter klopfen und Sätze murmeln wie: »Und du meinst wirklich nicht, dass dir die grüne Bluse nicht doch stehen könnte?« Oder: »Wollen wir nicht da hinten im Eck schauen, was es da noch alles gibt?«

Und immer, wenn einer der Männer einen seiner sehr einfühlsam vorgetragenen Sätze gesagt hat, wird das Weinen der Frauen noch ein wenig heftiger und klingt noch eine Spur verzweifelter. Die Frauen beruhigen sich erst wieder, wenn die Männer die Klopfrate auf die Schulter sanft erhöhen.

Was ist diesen Frauen Furchtbares widerfahren? Ganz einfach, eine Konkurrentin war schneller und hat ihnen genau die Bluse, die sie haben wollten, vor dem Bauch weggeschnappt. Und natürlich gibt es genau das Teil nicht mehr in der gewünschten Farbe und Größe. Und auch der Vorschlag, die Bluse oder Hose zu bestellen, so dass man diese in einer Woche abholen kann, fruchtet nichts, denn: »In einer Woche passt mir das Teil doch schon nicht mehr. Ich werde jeden Tag dicker, und bald sehe ich aus wie ein Wal. Buhhuuhuuu.«

Da hilft dann nur noch schneller klopfen, denn gleich wird sie den folgenschweren Satz sagen: »Und ich habe überhaupt nichts mehr anzuziehen!!!!!«

Das Schlimme daran ist: Zum ersten Mal im Leben deiner Frau ist dieser Satz keine Lüge.

Trostpflaster:
Einer dieser Hilferufe ob der Ebbe im Kleiderschrank soll sich auch eines Tages im Hause des Schriftstellers Jack London zugetragen haben. Während London arbeitete, rief seine Frau jenen berühmten Satz: »Ich habe gar nichts anzuziehen.« London soll ihr nur geantwortet haben: »Hülle dich doch in Schweigen.« Diesen genialen Satz darf man bei seiner schwangeren Frau natürlich nicht anwenden. Aber man sollte ihn sich aufheben. Für später.

Einer schwangeren Frau Kleidung zu besorgen, in der sie nicht wie ein Zirkusclown auf Speed, Ottfried Fischer oder einfach nur unfassbar traurig aussieht, ist ungefähr so aussichtsreich, wie eine Wassermelonenzucht in der Sahara zu betreiben. Es ist eine wahnsinnig mühsame Aufgabe. Aber wenn du erst mal mit den Melonen in der

Wüste stehst, sprich, deiner Frau ein paar anständige Klamotten besorgt hast, bist du der König.

Für das Einkaufen von Mode während der Schwangerschaft gibt einen ganz simplen Trick: Kaufe die Kleidung ohne deine Frau.

In der Schwangerschaft erlebt deine Frau Hormonstürme, die ebenso schnell auf- und abziehen wie ein Gewitter in den Bergen. War das T-Shirt, dass ihr nach stundenlangem Anprobieren endlich gefunden habt, eben noch ein Traum, der ihre neuen weiblichen Formen ebenso perfekt umschmeichelt wie unterstreicht, verwandelt ein Östrogenschub auf dem Weg zur Kasse das schöne Teil in einen Kartoffelsack, der sie aussehen lässt wie Frankensteins Braut bei der Hochzeit. Gemeinsam kommt ihr beim Modekaufen nie ans Ziel.

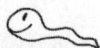

Tipp: So kaufst du Kleidung für deine schwangere Frau.

1. Gehe nicht in einen Laden, der auf Umstandsmoden spezialisiert ist. Die Sachen dort sehen alle aus, als hätten die Designer die Klamotten aus Inge Meysels Kleiderschrank geklaut und einfach nur mit ein wenig mehr Bauchfreiheit versehen.[13]

---

13 Es gibt ein Gesetz in der Modebranche, wonach jeder Modetrend irgendwann zurückkehrt. Dieses Gesetz gilt nicht für Umstandsbekleidung. Die Sachen dort sehen alt aus. Und das bleibt auch die nächsten hundert Jahre so. Und die übernächsten. Und die auf die übernächsten hundert Jahre folgenden hundert Jahre auch.

2. Suche in einer normalen Boutique nach Blusen und T-Shirts, die deiner Frau im Normalzustand bis zu den Knien reichen würden (sogenannte Longsleeves). Kalkuliere ihre Bauchwölbung so mit ein, dass ihr die Sachen bis knapp unter die Gürtellinie reichen werden.

3. Wichtig: Deine Frau legt vor allem nach vorne zu. Sie wächst zwar auch an den Seiten. Und an einigen Stellen nach unten. Aber davon will sie nichts wissen, und du solltest sie auch nicht daran erinnern. Die Kleidung, die du kaufst, sollte daher vom Schnitt her nicht explizit in die Breite gehen.

4. Bete!

5. Hebe den Kassenzettel gut auf. Denn obwohl das positive Überraschungsmoment beim Übereichen des von dir erwählten Kleidungsstückes auf deiner Seite ist, kann der nächste Hormonschub deine gute Tat binnen Sekunden zunichtemachen. Aber die Trefferquote liegt immerhin bei 70 Prozent, und der Zeitaufwand, sich allein in den Boutiquen umzuschauen, ist wesentlich geringer als mit einem Hormon-Zombie an deiner Seite.

Die Profis unter den schwangeren Männern gehen beim Thema Kleidung für Schwangere besonders subtil und einfühlsam vor. Anstatt in Boutiquen nach halbwegs vernünftig geschnittenen Spandex-Bettlacken zu fahnden, die man der Frau als T-Shirt aufschwatzen kann, kommen sie unverhofft mit anderen Drogen für den Modejunkie nach Hause: mit einer neuen Handtasche. Warum ausgerechnet eine Handtasche? Ganz einfach, für eine neue Handtasche ist Frau nie zu dünn oder zu dick.

Natürlich muss Mann wissen, dass eine Handtasche bei weitem nicht den Kick garantiert wie ein topaktuelles Kleidchen von Roberto Cavalli. Aber wenigstens gewinnt man etwas Zeit. Und mit etwas Glück schmeißt Frau die Handtasche nach den neun Monaten auch nicht gleich weg, so wie die anderen Schwangerschafts-Klamotten.

Gut zu wissen:
Geschätzte Wirkung der Ersatzdroge Handtasche: 4–5 Wochen. Bei den Marken Prada, Gucci und Coccinella können es bis zu 8 Wochen sein.

5. Kapitel: Welcher Schwanger schaftstyp ist deine Frau?

Alpha-Schwanger? Sorglos-Schwanger? Die verschiedenen Schwangerschaftstypen und wie du mit ihnen umgehen musst

Natürlich ist der Umgang mit dem Thema Schwangerschaft nicht bei allen Frauen gleich. Während die einen 24 Stunden am Tag schwanger sind und sich auch die ganze Zeit über schwanger benehmen, lassen es andere Frauen gerne mal etwas ruhiger angehen. Einige versuchen die Tatsache, dass sie schwanger sind, sogar komplett zu ignorieren und ein ganz normales Leben zu führen. Was leider zu noch mehr Chaos führt. Hier eine Übersicht über die wichtigsten Schwangerschaftstypen.

Die Alpha-Schwangere

Die Alpha-Schwangere erlebt ihre Schwangerschaft besonders intensiv. Und sie hat ein großes Interesse daran, dass es ihrem Umfeld genauso geht. Also hängt sie sich richtig rein. Das hat zur Folge, dass man sich mit der Alpha-Schwangeren eigentlich nur noch über eine Sache unterhalten kann: ihre Super-Schwangerschaft. Die Alpha-Schwangere ist dabei im 24-Stunden-Einsatz. Es vergeht keine Minute, in der es die Alpha-Schwangere unterlässt, ihrem Umfeld zu signalisieren, dass sie schwanger ist. Natürlich wird der Alpha-Schwangeren während ihrer Schwangerschaft auch superübel, sie hat permanent auftretende Superschmerzen, und natürlich nimmt sie auch super zu. Was auch immer die Schwangerschaft an Unannehmlichkeiten zu bieten hat, die Alpha-Schwangere ist mit Freuden dabei. Mit großer Begeisterung stürzt sich die Alpha-Schwangere auch auf alle von der Schwangerschaftsindustrie erdachten »Innovationen«, die die Schwangerschaft erleichtern sollen[14], aber der Super-Schwangeren natürlich kein bisschen weiterhelfen.

Es versteht sich von selbst, dass bei einer solchen Alpha-Schwangerschaft das einzige Resultat ein Superbaby sein kann. Nach der Geburt verwandelt sich die Alpha-Schwangere daher in eine sogenannte Alpha-Mutti, die jahrelang in dem Irrtum lebt, dass großer Neid die Ursache für die andauernd genervt gerollten Augen ihrer Mitmenschen sei.

Da eine Alpha-Schwangerschaft für Freunde und Familie fast genauso anstrengend ist, wie für die Alpha-Schwangere selbst, bist du als Mann etwa ab dem vierten Monat mehr und mehr auf dich allein gestellt. Während Freunde und Familie sich bei den immer rarer werdenden gemeinsamen Abendessen bereits nach der Vorspeise mit dem Hinweis verabschieden, dass man ja morgen früh rausmüsse (»wegen der Arbeit und so«), musst du die Suppe bis zur Neige auslöffeln.

---

14 Siehe auch Kapitel 23: »Technik, die nicht begeistert«.

Sätze, die die Alpha-Schwangere gerne hört:
»Wahnsinn, du bist erst im vierten Monat und hast schon so einen Bauch? Darf ich ihn einmal anfassen?«
»Unglaublich, was du alles mitmachen musst.«
»Wahnsinn, mit welcher Leichtigkeit du die ganzen Anstrengungen wegsteckst.«

Sätze, die die Alpha-Schwangere nicht so gerne hört:
»Jetzt stell dich mal nicht so an!«
»Bist du dir sicher, dass dein Bauch dick genug für die 12. Schwangerschaftswoche ist?«
»Nein, ich werde dieses Epi-no-Gerät zur Dammmassage nicht ausprobieren.«
»Kann das nicht bis morgen warten?«

Die Esoterik-Schwangere

Unter allen Schwangerschaftstypen ist die Esoterik-Schwangere ein ganz harter Bocken. Das wünscht man seinen ärgsten Feinden nicht. Das Wunder der Geburt ist für die Esoterik-Schwangere *die* Steilvorlage, sich endlich selbst als transzendentes Wesen zu entdecken. Sie sieht in der bevorstehenden Geburt die Befreiung ihrer Spiritualität, die die Jahre zuvor in der gemeinen Gefangenschaft des Alltags verbringen musste. Du erkennst eine Esoterik-Schwangere am schwebenden Gang, ihren zeitlupenhaften Bewegungen, dem immer krauser werdenden Haar und ihrem Blick, der sich gerne ins Nirgendwo richtet. Nach dem Hausputz reinigt die Esoterik-Schwangere gleich auch noch ihre Chakren. Sobald sie am frühen Morgen erwacht ist, greift sie zu ihrem Traumdeutungsbuch. Zum Frühstück gibt es statt Kaffee Ingwerwasser. Danach steht Bewusstseinsarbeit auf dem Programm und die Vorbereitung der Hausgeburt. Die Esoterik-Schwangere hat vor allem Energie, die sie gerne fließen lässt. Der Vorteil einer Esoterik-Schwangerschaft: Die Frau ist durch fast nichts aus der Ruhe zu bringen. Und auch die sonst so aufreibende Namenssuche fällt der Esoterik-Schwangeren kinderleicht, bekommt sie den Namen doch vor der Geburt von einem Wesen des Lichts zugeflüstert. Der Nachteil: Mit dem Wort Lichtarbeit ist nicht etwa gemeint, dass man beim Sex die Lampe brennen lässt.

Sätze, die die Esoterik-Schwangere gerne hört:

»Hast du auch gerade dieses helle Licht gesehen?«

»Könnte ich bitte noch eine Tasse von diesem köstlichen Atem-Tee bekommen?«

»Bevor das Kind zur Welt kommt, möchte ich aber unbedingt, dass wir noch ein professionelles Wohnungsclearing machen!«

»Wie kommst du eigentlich mit deiner Edelsteintherapie voran?«[15]

---

15 Bitte diese Edelsteintherapie nicht mit der herkömmlichen, bei allen Frauen anwendbaren Edelsteintherapie, die im Volksmund auch Weihnachten genannt wird, verwechseln. Im Fall einer Esoterik-Schwangerschaft erfolgt die Edelsteintherapie mit Milchquarz und Honigcalcit anstatt mit Gold, Silber und Diamanten.

Sätze, die die Esoterik-Schwangere nicht so gerne hört:
»Ich pfeif auf Mala und Ama[16]. Ich will ein Schnitzel essen!«
»Was, du hast schon wieder 250 Euro für diese total sinnlosen Channelings ausgegeben?«
»Soso, ein gewisser Kryon vom magnetischen Dienst führt dich also zum Erwachen. Na, dann weck mich doch bitte auch, wenn es bei dir so weit ist.«

Die Sorglos-Schwangere

Die Sorglos-Schwangere neigt dazu, ihre Schwangerschaft komplett zu ignorieren. Sie besteht darauf, von dir *normal* behandelt zu werden. »Ich bin ja schließlich nur schwanger und nicht behindert.« Dabei solltest du auf keinen Fall vergessen, das Frauen von *normal* eine etwas andere Vorstellung haben als Männer.

Frauen finden es normal, ihren Mann anzumaulen, dass seine Haare im Waschbecken mal wieder den Abfluss verstopfen würden, und das, obwohl er eine Glatze hat. Frauen finden es vollkommen normal, ihren Mann zu bitten, sich einen Bart wachsen zu lassen, weil ihn dieser stark und sexy wirken lasse, und hinterher bei jedem Kuss empört zu schimpfen: »Du pikst.« Und für Frauen ist es das Normalste auf der Welt, wenn sie in die Stadt fahren, um etwas zu essen einzukaufen, und statt

---

16 Bei einer schlechten Verdauung entstehen laut der ayurvedischen Ernährungslehre Mala und Ama. Mala sind Rückstände und Ama Giftstoffe, die das Verdauungsfeuer Agni stören.

mit Fleisch und Brot mit einem neuen Paar Schuhe nach Hause zurückkehren.

In ihrem Elan und Eifer, ein *normales* Leben zu führen, neigt die Sorglos-Schwangere dazu, gewisse Handicaps, die eine Schwangerschaft dann eben doch mit sich bringt, nicht nur komplett zu ignorieren, sondern sogar zu antizipieren. So entwickelt die Sorglos-Schwangere mitunter eine unbändige Lust auf harte körperliche Arbeit. Sie möchte beim Umzug die Waschmaschine am liebsten allein in die neue Wohnung tragen, die im 4. Stock ohne Lift liegt. Sie behauptet auf stundenlangen Wanderungen in den Bergen, dass es ihr »prächtig« ginge und sie gerne auch noch auf den nächsten ausgeschriebenen Gipfel steigen möchte. Schließlich seien es »ja nur noch 700 Höhenmeter«.

Jetzt wirst du dich zu Recht fragen, worin denn bei der Sorglos-Schwangeren das Problem liegt? Wenn sie sich selber die ganze Zeit über kasteien möchte, da kann man doch wenig dagegen machen. Und es ist doch besser so, als wenn sie die ganze Zeit jammern würde, wie schlecht es ihr gehe. Eine gute, aber leider falsche Schlussfolgerung: Nur weil die Sorglos-Schwangere ihre Schwangerschaft ignorieren möchte, heißt das noch lange nicht, dass sie es auch schafft. Das Problem ist nämlich, dass man eine Schwangerschaft nicht ignorieren kann. Und dann stehst du da, oben auf dem Berg mit einem nach Luft japsenden Etwas, das »keinen Schritt, nicht einen einzigen« mehr weitergehen kann. Und in diesem Moment der Schwäche, in dem die Schwangerschaft sich derart manifest ihren Platz im Bewusstsein deiner Frau zurückerobert, wirst du erfahren, vor welche Probleme dich die Sorglos-Schwangere stellt. Denn sie wird nicht etwa einsichtig zu dir sagen, dass sie sich wohl ein wenig überschätzt habe, hahaha, sondern sie wird dich anschauen, mit einem tiefen, sehr eindringlichen Blick, und dich fragen: »Wie konntest du nur!«

Und wirst antworten: »Aber was? Ich habe doch nichts getan. Ich habe dich vor zwei Stunden gefragt, ob wir umkehren möchten, und du hast ›nein‹ geantwortet.«
Und sie wird sagen: »Es ist unglaublich. Ich bin schwanger, mit deinem Kind. Und du hetzt mich hier die Berge hoch, als ob nichts wäre.«
Und du wirst verzweifeln: »Aber es war doch deine Entscheidung!«
Und sie wird kalt lächeln und dir vollkommen zu Recht sagen: »Immer, wenn ich deine Hilfe brauche, dann bist du nicht da.«

Tja, und dann stehst du oben auf dem Berg wie ein begossener Pudel. Nein, der Umgang mit der Sorglos-Schwangeren ist genauso schwierig wie der mit allen anderen Schwangerschaftstypen.

Sätze, die die Sorglos-Schwangere gerne hört:
»Ich kann nicht mehr.«
»Bitte lass uns umkehren.«
»Mir doch egal, ob wir noch bis zum Gipfel wandern.«

Sätze, die die Sorglos-Schwangere nicht so gerne hört:

»Na, du bist die Treppe aber auch schon mal schneller hochgekommen.«

»Wieso muss man eigentlich 20 Kilo zunehmen, um ein vier Kilogramm schweres Kind auf die Welt zu bringen?«

»Und du willst den Kasten Bier wirklich alleine tragen?«

Die Chaos-Schwangere

Die Chaos-Schwangere ist die Drama-Queen unter den Schwangeren. Sie will alles ganz besonders richtig machen und wird dabei so aufgeregt, dass sie nicht mehr Herrin über ihre Sinne ist. Kaum spürt sie ein kleines Ziehen im Bauch, sitzt sie bei ihrem Arzt, um eine Ultraschalluntersuchung zu machen (Röntgen wäre ihr lieber). Und überhaupt, wenn sie könnte, würde sie die gesamte Schwangerschaft am liebsten an der Seite eines Arztes verbringen, damit dieser sofort eingreifen kann, wenn ihr etwas passiert.

Die Chaos-Schwangere ist extrem experimentierfreudig. Sobald ihr im Gespräch mit bereits gewordenen Müttern zu Ohren kommt, dass dieses oder jenes Mittelchen gut für eine Schwangere oder das heranwachsende Baby sein würde, probiert sie es aus. Natürlich ohne ihren Arzt zu Risiken und Nebenwirkungen zu befragen. Der kommt erst wieder zum Einsatz, wenn das Wundermittelchen nicht gehalten hat, was die Mundpropaganda versprach.

Deine wichtigste Aufgabe als Begleiter einer Choas-Schwangeren ist es, darauf aufzupassen, dass sie sich nicht vergiftet. Da Chaos-Schwangere zum Ende der Schwangerschaft immer planloser und nervöser werden, bringen sie ihre Kinder bevorzugt im Taxi zur Welt, weil sei es nicht mehr rechtzeitig ins Krankenhaus schaffen.

Sätze, die die Chaos-Schwangere gerne hört:
>Du musst unbedingt viel Folsäure zu dir nehmen. Das hilft deinem Baby beim Aufbau des embryonalen Nervensystems.«
>Hast du schon mal Kürbissuppe gegen die Übelkeit probiert?«
>Misch doch mal Leinsamen in deinen Joghurt. Das ist gut gegen Verstopfungen.«

Sätze, die die Chaos-Schwangere nicht so gerne hört:
>Der Herr Doktor Huber hat heute leider keine Termine mehr frei.«
>Das Ziehen in der Brust ist normal. Ich fürchte, dass man da nichts tun kann.«
>Bis zum Krankenhaus sind es noch 15 Minuten.«

6. Kapitel: Zickenterror

Die kleine Hormonschule für den schwangeren Mann

Wäre die Erde ein Männerplanet, würde es so etwas Sinnloses wie Hormone gar nicht erst geben. Aber leider sind wir Männer nicht allein im Universum. Es gibt da auch noch Spiralnebel, Blaue Riesen, schwarze Löcher und Frauen. Und besonders die Frauen reagieren sehr sensibel auf die Hormone in ihrem Körper. Während die Hormone in den Körpern der Männer meist ausgeglichen sind und dafür sorgen, dass deren Leben ein langer, ruhiger Fluss ist, verhalten sich die Hormone im weiblichen Körper eher wie Fackeln im Sturm. Es geht drunter und drüber, was dazu führt, dass die Stimmung bei Frauen ebenso schwankt wie ein betrunkener Seemann an Bord seines Schiffes.

Was aber sind eigentliche Hormone? Und wozu brauchen die Frauen sie so dringend?

> 🐎 🐎 🐎 **Gut zu wissen:**
> Hormone sind Botenstoffe im Körper. Die häufigsten Botschaften, die eine Frau dabei von ihren Hormonen empfängt (und die die Frau dann auch gleich ihrem Mann mitteilen muss) lauten:

1. Nimm deine Finger da weg.
2. Ich habe Kopfschmerzen.
3. Bist du das, der hier so stinkt?
4. Das finde ich überhaupt nicht lustig.[17]
5. Wie oft habe ich dir schon gesagt, dass du deine blauen Socken nicht mit in die Weißwäsche legen sollst?!

Sehr oft haben Männer das Gefühl, in ihrer Frau nicht mehr den Menschen wiederzuerkennen, in den sie sich einst verliebt haben. Und das hängt nicht etwa damit zusammen, dass die Sehfähigkeit beim Mann nachgelassen hat oder der Bildhauer namens Zeit mit seinem Frühwerk ins Gericht gegangen ist und hier und da noch ein paar Veränderungen vorgenommen hat. Nein, die Ursache für dieses Gefühl ist eine andere: der ewige Kampf der Hormone, der jede Frau zur widerspenstigen Rebellin werden lässt, im Aufruhr gegen sich selbst und natürlich gegen den Mann, der sich zufällig gerade in ihrer Nähe aufhält.

Und so kommt es, dass jede Frau neben ihrer normalen Persönlichkeit (alle Hormone befinden sich im Gleichgewicht) noch drei weitere Persönlichkeiten, sogenannte *hormonelle Persönlichkeiten* besitzt. Diese treten immer dann zutage, wenn einer der Botenstoffe im weiblichen Körper Oberhand gewinnt.

---

17 Ist es nicht erstaunlich, wie oft Frauen den Satz »Das finde ich überhaupt nicht lustig« in ihrem Leben gebrauchen und dass sie dennoch immer wieder behaupten, die wichtigste Eigenschaft bei ihrem Traummann sei »Humor«?

Die drei hormonellen Persönlichkeiten der Frau

Schmusekatze
So wünscht Mann sich seine Frau eigentlich immer. Sie ist anschmiegsam, will Sex und redet nur halb so viel wie sonst. Das Problem: Diese hormonelle Persönlichkeit tritt bei Frauen vor allem immer dann zutage, wenn im Fernsehen ein wichtiges Fußballspiel läuft und Mann für anderthalb Stunden ausnahmsweise mal nicht so sehr auf Streicheleinheiten abfährt.

Mutter Teresa
Frauen im Mutter-Teresa-Hormonzustand lassen einen tatsächlich an die Überlegenheit des weiblichen Geschlechts glauben. Sie sind erfüllt von jener unglaublichen Leichtigkeit des Seins. Sie wissen für jedes Problem eine Lösung, die sie mit einem Lächeln auf den Lippen auch sogleich in die Tat umsetzen. Nichts kann sie aus der Ruhe bringen. In ihrem Leben gibt es kein Leiden, keine Schmerzen, nur jene ungeheuerliche Kraft der Weiblichkeit, die imstande zu sein scheint, der gesamten Welt Frieden, den Trauernden Trost und den Dürstenden Wasser zu schenken.[18]

---

18 Die meisten Männer kennen solche Frauen nur aus den Werbespots für diverse Reinigungsmittel oder Kinderschokolade.

Klar, dass diese drei vollkommen unterschiedlichen Persönlichkeiten vollkommen unterschiedliche Verhaltensstrategien vom Mann verlangen. Während er der Schmusekatze stundenlang den Nacken kraulen und für eine Raumtemperatur über 25 Grad (sonst friert die Mieze) sorgen muss, will die Zicke meist einfach nur in Ruhe gelassen werden beziehungsweise ihre launischen Wünsche erfüllt bekommen. Tja, und bei Mutter Teresa sollte Mann sich ganz schleunigst ein Zipperlein zulegen, das sie pflegen kann. Ansonsten fließt die Hinwendung der Frau woandershin.

Von solch einem hochkomplexen Persönlichkeitsspektrum wird der eine oder andere Mann natürlich gerne mal überfordert. Und das alles nur, weil die Frauen bei ihren Hormonen genauso wenig Ordnung halten können wie in ihren Handtaschen. Aber keine Angst, die schlechte Nachricht in Sachen Hormone kommt erst noch. Denn als ob das alles zusammen nicht schon schlimm genug wäre, haben die Frauen natürlich auch noch ein Extra-Schwangerschaftshormon. Schon fünf Tage nach der Befruchtung bringt das Schwangerschaftshormon den Hormonhaushalt der Frau gewaltig durcheinander. Das Ergebnis?

Der Frau wird erst mal speiübel.

Wie gesagt, wäre die Erde ein Männerplanet, würde es so etwas Sinnloses wie Hormone gar nicht geben. Aber auf uns Männer hört ja keiner. Auf die Boten-Hormone dagegen schon. Und was kann eine Frau, die mit fliegendem Magen wimmernd auf dem Sofa liegt, am dringendsten gebrauchen?

Richtig, Heißhungerattacken.

Und für genau die sorgt das Schwangerschaftshormon auch noch gleich mit.

Praktisch, nicht wahr?

7. Kapitel: Cornichons mit Erdbeereis

Warum Essen in der Schwangerschaft nicht unbedingt
lecker, sondern vor allem befriedigend sein muss

Wenn Frauen einen Gott haben, zu dem sie voller In-
brunst und aus tiefster Überzeugung beten, dann ist das
ihre Waage. Und wenn Gott Waage mal wieder die Scho-
koladeneis- und Sahnetortenverfehlungen der Frau in
Form eines 500-Gramm-Übergewichtes offenbart, dann
könnte selbst Brad Pitt mit einem Strauß Rosen und der
festen Absicht, sich der Holden als Sklave anzudienen,
an die Wohnungstüre klopfen, die Frau würde diese Tür
nicht öffnen. Weil sie zu dick ist.

Und sie erst wieder vor diese Tür gehen wird, wenn die
500 Gramm Übergewicht runtergehungert sind.

Frauen neigen generell zur Übertreibung.[19] Zum Beispiel,
wenn sie davon erzählen, wie wenig ihr Mann im Haushalt helfe. Gerne auch bei Schmerzen. Und noch lieber
übertreiben sie, wenn es um ihr Gewicht geht. Dabei ist
das reale Gewicht nicht ausschlaggebend. Selbst wenn
der Body Mass Index stimmt und in den angesagten Boutiquen der Stadt Größe 36 wie angegossen passt, kann

---

19 Außer beim Alter. Da ist es genau umgekehrt.

die Frau in Sachen Körperfülle ohne weiteres seelisch aus dem Gleichgewicht geraten. Schuld daran ist das sogenannte gefühlte Gewicht.

Das Prinzip des gefühlten Gewichtes funktioniert genau wie das der sogenannten gefühlten Temperatur. So ist nicht etwa die tatsächliche Lufttemperatur entscheidend dafür, ob man friert oder nicht, sondern die durch den Wind-Chill-Effekt hervorgerufene gefühlte Temperatur. Sprich, sobald ein starker Wind bläst, können sich lauschige 19 Grad Celsius plötzlich so anfühlen wie ungemütliche 10 Grad. Das gefühlte Gewicht der Frauen wird allerdings nicht vom Wind beeinflusst, sondern von anderen Faktoren.

Gut zu wissen:

Das gefühlte Gewicht sinkt bei:

1. Neidischen Blicken anderer Frauen um mindestens ein Kilogramm.
2. Begehrlichen Blicken von Männern (inklusive dicker Truckerfahrer und sabbernder Porschefahrer über 60) um mindestens zwei Kilogramm.
3. Begehrlichen Blicken von Männern, die selbst gut aussehen. Um mindestens fünf Kilogramm.

Das gefühlte Gewicht steigt bei:

1. Komplimenten à la »Du hast dich aber gut gehalten« um mindestens drei Kilogramm.

---

2. Der Frage »Bist du schwanger«, ohne dass die Frau darauf mit »Ja« antworten kann, um mindestens zehn Kilogramm.
3. Jeansknöpfen, die sich nicht mehr schließen lassen, um mindestens zwanzig Kilogramm.

Da das gefühlte Gewicht in der Regel höher liegt als das reale, machen Frauen Diät, beziehungsweise sie versuchen, Diät zu machen. Würden Frauen, die Zeit, die sie mit Diäten verplempern, sinnvoll nutzen, zum Beispiel, um Sex mit ihrem Mann zu haben ... Es würde wehtun.

Kein Wunder, dass die Low-Fat-Atkins-Glyx-FdH-Geplagten – durch die Schwangerschaft erstmals seit Äonen von ihren Diätfesseln befreit – sofort damit beginnen, gefährliche Heißhungerattacken gegen alles Essbare zu reiten. Die unbändigen Gelüste, die Frauen in der Schwangerschaft entwickeln, sind keineswegs nur der Tatsache geschuldet, dass Frau jetzt »für zwei essen« müsse, wie es immer so schön heißt, sondern nur Ausdruck der zuvor gelebten Selbstkasteiung. Denn der tatsächliche Mehrbedarf an Kalorien liegt bei einer schwangeren Frau bei gerade einmal 200 pro Tag. Im fortgeschrittenen Stadium der Schwangerschaft können es bis zu 300 Kalorien sein.[20]

---

20 Der psychologische Hunger ist mittlerweile tatsächlich als Ursache für die außergewöhnlichen Essgelüste anerkannt. Daneben gibt es aber auch noch eine ganz harmlose Erklärung. In der Schwangerschaft sinkt der Blutzuckerspiegel schneller als sonst und möchte gerne mit ein paar Stücken Schokolade wieder auf Normalniveau gehoben werden.

Und schon haben wir den Salat. Kaum hat deine schwangere Frau drei Viertel eines Snickers verdrückt, war's das theoretisch auch schon mit dem Essen für zwei! Praktisch allerdings sind drei Viertel eines Snickers bei einer Heißhungerattacke in etwa so befriedigend wie eine Diskussion mit einem buddhistischen Schweigemönch über die literarische Qualität von Charlotte Roches Roman »Feuchtgebiete«.

Deine Frau will mehr! Anstatt vernünftig an ihren Vollkornbroten zu knabbern, jammert sie ständig, dass ihr dieses nicht schmecke und sie auf jenes keine Lust habe, aber der Hunger furchtbar sei.

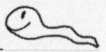

Tipp:

Das beste Mittel gegen den Hunger ist – nein, kein zweiter Snickers – Ablenkung. Und zwar mit einem schönen weisen und philosophischen Spruch à la: »Ach Schatz, die Liebe, sie stirbt niemals an Hunger, wohl aber an Übersättigung.«[21]

Ab dem 5. Schwangerschaftsmonat steht deine schwangere Frau, was das Essen betrifft, vor einem unlösbaren Problem. Mittlerweile ist der Bauch so weit gewachsen, dass er bei günstigem Sonnenstand Schatten auf ihre Füße wirft und sich die vage Hoffnung, dass sie während der Schwangerschaft vielleicht doch nicht sooo dick werden würde, in Luft aufgelöst hat. Diät ist dem Kind nicht zuzumuten. Da sind die neuen Mutterinstinkte vor. Auf einen fetten Hintern hat deine Frau aber auch keine Lust. Da sind die verbliebenen Fraueninstinkte vor. Also versucht sie in den kommenden Monaten nur an den richtigen Stellen (Bauch und Brüste) zuzunehmen. Ein sinnloses Unterfangen. Denn längst hat das Baby die Regie übernommen. Und wenn das Baby der Meinung ist, dass es für die Geburt einen dicken Hintern und ausladende Hüften braucht, dann kriegt deine Frau auch welche, egal was und wie viel sie isst.

Du siehst, dass Thema Essen wird dir während der gesamten neun Monate ein ums andere Mal sauer aufstoßen.

---

21 Leider hält diese Form der Geistesnahrung nur für höchstens eine halbe Stunde vor.

Apropos sauer, da wäre ja dann auch noch die bereits angesprochene Übelkeit, von der deine Frau in den ersten Wochen der Schwangerschaft geplagt ist. Der Wechsel von Übelkeit und Hungerattacken irritiert viele Männer zu Beginn der Schwangerschaft nachhaltig. Und nicht wenige denken in dieser Situation: Klar, mir würde auch übel werden, wenn ich Unmengen an sauren Gurken und Rollmöpsen in mich hineinstopfte. Kein Wunder, dass schwangere Frauen da mit fliegendem Magen wimmernd auf dem Sofa liegen.

Der Gerechtigkeit halber sei gesagt, dass Frauen wohl einfach nicht anders können, als sich mit sauren Gurken, Dosenchampignons oder Mixed Pickles zu behelfen, da ihnen in dieser Zeit der Geruch normaler Nahrungsmittel meist auf den Magen schlägt. Gegen die Bitterstoffe in sauer Eingelegtem ist die Nase jedoch weitgehend immun, wie Untersuchungen ergeben haben. Hier hilft einfach nur grenzenloses Mitleid. Ich meine, wenn es eine Hölle gibt, dann sieht sie doch genau so aus: Du hast einen Bärenhunger, und vor dir liegt ein wahnsinnig leckerer Schweinsbraten. Doch bevor du dich daraufstürzen kannst, signalisiert dir deine Peristaltik, dass dieser Schweinsbraten und du heute keine Freunde mehr werdet. Jedes Mal, wenn du versuchst, dich dem Braten zu nähern, lassen dich die Würgereize wieder zurückweichen. Dein Hunger aber will endlich gestillt werden. Und da bei Eiern mit Speck, Bohnen oder einem Steak dasselbe passiert wie beim Schweinsbraten, bleibt dir am Ende nichts anderes übrig, als sich dich mit Gewürzgurken **satt** zu essen. Schlimmer geht's nimmer.

Oder etwa doch?

Na klar, denn die Übelkeit lässt auf der Klaviatur der Schwangerschaftsschmerzen gerade mal die ersten fröhlichen Töne in C-Dur erklingen.

Doch schon bald werden die Lieder auch in d-Moll gespielt.

8. Kapitel: Ein neuer Tag, ein neuer Schmerz

Warum deine Frau Schmerzen bekommen sollte, wenn sie Schmerzen haben will. Nur wehtun dürfen sie natürlich nicht

Psychisch fühlt sich die Frau in der Schwangerschaft wie eine beschwingte Elfe, die mit leichten grazilen Bewegungen durch die Luft schwebt. Spätestens ab dem 5. Monat wird die Elfe jedoch physisch auf den Boden der Tatsachen zurückgeholt. Doch die Schwangerschaft ist von Anfang an mit allerlei plagenden Zipperlein verbunden. An und für sich keine schlimmen Geschichten, meist gibt es Linderung. Die schwierige Sache ist eigentlich nur, herauszufinden, was die jammernde schwangere Frau überhaupt hat.

Frauen besitzen erstaunliche Fähigkeiten. Sie können am Morgen nach einem Kneipenbesuch an der Jacke eines Mannes riechen und genau sagen, wie viele Biere er am Abend zuvor getrunken hat, sie können aus zehn Metern Entfernung Karatzahl und Reinheitsgrad eines Diamanten abschätzen, obwohl sie niemals eine Ausbildung zum Juwelier absolviert haben, sie können in einem auf 28 Grad aufgeheizten Raum frieren, sie können als Beifahrerin mit dem Stadtplan auf dem Schoß »rechts« sagen, links meinen, und das, obwohl man geradeaus gemusst hätte, sie können Kinder gebären und dennoch eine Stunde lang einen abgebrochenen Fingernagel beweinen, sie können einem Mann, der alles im Leben verloren hat, mit einem einzigen Lächeln den Glauben an den Sinn seiner Existenz zurückgeben, und sie können sogar in Schuhen laufen, deren Absätze länger als ihre Füße sind.

Aber eines können Frauen nicht: Schmerzen beschreiben. Normalerweise verfügen Frauen über einen gewaltigen Wortschatz, in dem es sogar Begriffe für Farben gibt, die Männer weder benennen noch optisch auseinanderhalten können (zum Beispiel Mauve, Türkis, Ocker, Fuchsia oder Koralle). Bei Schmerzbeschreibungen reduziert sich dieser Wortschatz jedoch auf das Niveau eines Drittklässlers. Während ein Mann jedes seiner Wehwehchen sofort verorten und exakt sagen kann, ob es sich dabei um einen Druckschmerz, einen Reizschmerz oder einen Stechschmerz handelt, sind die Schmerzbeschreibungen bei Frauen meist genauso wirr wie die Analysen von Börsenexperten, die erklären müssen, warum die Aktienkurse des Unternehmens XY dann doch gefallen sind, obwohl sie doch hätten steigen sollen. Eine typische Schmerzbeschreibung bei einer Frau klingt etwa so:

»Ahhh, ... ohhh, ... da ist dieses Ziehen ... das sticht ganz fürchterlich, ohh, ... Das ist hier so ... Wenn ich sitze, ist es weg. Aber wenn ich laufe, wandert der Schmerz nach oben. Das fühlt sich dann an wie eine Entzündung. Und wenn ich draufdrücke, dann spüre ich plötzlich überhaupt nichts mehr.«

Was musst du als Mann in so einer Situation tun?

Besorgt sein? Den Notarzt anrufen? Deine Frau mit einer Überdosis Schlaftabletten von ihrem Leiden erlösen? Oder ihr einfach nur einen Vogel zeigen und in Ruhe weiter Sportschau gucken?

Nichts von alledem.

Wenn deine schwangere Frau beginnt, Schmerzen dergestalt zu beschreiben, dass ein Außenstehender denken würde, ihr Tod stünde unmittelbar bevor, ist das ein sicheres Zeichen dafür, dass es deiner Frau den Umständen entsprechend prächtig geht, du dich jedoch in der nächsten halben Stunde um sie kümmern musst.

Gut zu wissen:

Unsensible, also ziemlich viele Männer neigen dazu, ihrer lauthals Schmerzen beklagenden armen schwangeren Frau die Geschichte von Kriegsärzten zu erzählen, die auf einem Schlachtfeld nicht etwa zuerst nach denen schauen würden, die noch die Kraft haben, vor Schmerzen zu schreien, sondern sich eher den stillen Soldaten zuwenden, die so schlimm verwundet sind, dass ihnen zum Schreien die Puste abgeht und die deswegen die Hilfe der Ärzte auch viel dringender benötigen würden. So interessant und wahr diese Geschichte auch sein mag, Frauen finden sie doof. Ohne Ausnahme. Und deshalb kannst und solltest du dir das Erzählen dieser Geschichte auch sparen.

Auf keinen Fall darfst du als Mann die Schmerzen deiner Frau ignorieren oder die Schmerzen kleiner machen, als sie in Wirklichkeit sind. Dabei zählt es nicht, dass der gesunde Menschenverstand dir sagt, dass das, was deine Frau da gerade an Schmerzen hat, dem sehr nahe kommt, was man normalerweise als »Nichts« bezeichnet. Deine Frau ist schwanger. Und dass bedeutet, dass der gesunde Menschenverstand bei euch zu Hause ausgezogen ist. Und du solltest nicht damit rechnen, dass er in der nächsten Zeit zu euch zurückkehren wird.[22]

Deine schwangere Frau will Schmerzen? Also bekommt sie Schmerzen!

Wenn sich deine schwangere Frau über ein Stechen, ein Ziehen, ein Drücken oder was auch immer beklagt, ist es daher deine Aufgabe, herauszufinden, was genau es ist und wie man es wegmacht. Nun wirst du zu Recht sagen, dass diese Aufgabe ziemlich schwer zu erfüllen ist, wenn es sich bei den Schmerzen um etwas handelt, dass dem sehr nahe kommt, was man normalerweise als »Nichts« bezeichnet. Vorausgesetzt, man geht mit gesundem Menschenverstand an die Sache heran. Und genau deswegen muss es dir gelingen, dich vom gesunden Menschenverstand gedanklich zu lösen. Das Beste wäre, ihn komplett zu vergessen. Denn der gesunde Menschenverstand hilft dir kein bisschen weiter, diese äußerst schwierige Aufgabe zu lösen. Du musst an diese Sache komplett anders herangehen. Wenn deine Frau in der Lage ist, sich

---

22 Erst recht nicht nach der Geburt eures Kindes.

Schmerzen auszudenken, dann bist du auch in der Lage, dir große Gegenmaßnahmen einfallen zu lassen.

Wenn deine Frau also mit einer ihrer wirren Schmerzbeschreibungen ankommt, um aus einer Schmerzmücke mal wieder einen Schmerzelefanten zu machen, musst du deiner Frau mit jeder Faser deines Körpers Folgendes zu verstehen geben:

Die Lage ist ernst, aber nicht hoffnungslos.

Denn genau so möchte eine Frau ihre Schmerzen in der Schwangerschaft behandelt wissen. Alles, was du brauchst, um die Schmerzen deiner Frau zu lindern, ist Einfühlungsvermögen, Fantasie und eine schönes großes mittelweiches Kissen.

Ein Kissen?

Genau, denn das ist dein letzter Trumpf, wenn alle andere Heilmittel versagen.

Trostpflaster:
Der französische Schriftsteller Alfred de Musset hat einmal gesagt: Der Mensch ist ein Schüler. Schmerz sein Lehrmeister. Wenn alles richtig läuft, ist deine Frau nach der Schwangerschaft daher sehr viel klüger als zuvor.

9. Kapitel: Schön, groß und mittelweich

Über die ungeheure Bedeutung von Kissen in der Schwangerschaft

Das wichtigste Utensil, um die ständig auftretenden Schmerzen deiner Frau in der Schwangerschaft zu lindern, ist ein schönes, großes Kissen. Mittelweich und sehr anschmiegsam muss es sein. Egal, was es für Schmerzen sind. Bauchschmerzen, Rückenschmerzen, Phantomschmerzen – ein schönes, großes, mittelweiches Kissen hilft immer! Selbst bei geschwollenen Füßen. Kaum legst du die müden Stampfer deiner Frau auf das schöne, große, mittelweiche Kissen, wird sie eine Linderung ihrer Leiden spüren. Ich habe keine Ahnung, warum das so ist. Aber es funktioniert. Auch nachts, wenn der Bauchumfang beim Schlafen mehr und mehr hinderlich ist. Kaum liegt der dicke Schwangerschaftsranzen auf einem schönen, großen, mittelweichen Kissen, träumt deine Frau wieder süß statt bitter.

Überhaupt scheint so eine Schwangerschaft sämtliche bekannten medizinischen Kausalketten der Schulmedizin auszuhebeln.

Kopfschmerz – Aspirin – gut?

Nicht in der Schwangerschaft! Nehmen wir einmal das Beispiel Morgenübelkeit. Dagegen ist einfach kein Kraut gewachsen und wurde noch keine Pille gepresst. Viele Männer neigen dazu, die Morgenübelkeit in der Schwangerschaft zu unterschätzen. Schließlich ist ihnen am Morgen nach dem einen oder anderen Kneipenabend auch manchmal ein wenig blümerant zumute. Da brauche man doch nur eine halbe Stunde lang frische Luft zu atmen und einen sauren Hering zu essen, und schon sei das Schlimmste ausgestanden. Mitnichten. Die Morgenübelkeit einer Schwangeren hat nämlich nichts, aber auch gar nichts mit einem flauen Magen zu tun. Das Problem sitzt tiefer. Denn für die Übelkeit bei deiner schwangeren Frau sorgt nicht etwa das berühmte eine Bier zu viel oder ein am Vortag verzehrter Fisch, der als Hering geboren und als Kabeljau verkauft wurde. Unschuldig in diesem Fall ist auch das einer Heißhungerattacke zum Opfer gefallene Dönerfleisch, das zuvor zehn Jahre lang kreuz und quer durch Europa gekarrt wurde, damit es auch was gesehen hat von der Welt, bevor es liebevoll vom Spieß gesäbelt wurde. Nein, schuld an der Morgenübelkeit deiner Frau sind nicht etwa die Lebensmittel eures Vertrauens, sondern die Hormone, die aufgrund der eingetretenen Schwangerschaft massenhaft produziert werden müssen.[23]

Doch zurück zu den außer Kraft gesetzten medizinischen Kausalketten. Wenn deine schwangere Frau mit ebenje-

---

23 Wie gesagt, die kleinen Lieblinge leisten während der Schwangerschaft hervorragende Arbeit.

ner Morgenübelkeit aufwacht, wirst du sehr schnell merken, dass es ihr wirklich nicht gutgeht. Spätestens dann, wenn sie dich anschaut und sagt:

»Ohhhhuuuuammmm. Mir ist kotzübel, ich weiß gar nicht, wie ich aufstehen soll.«

Aber auch ohne diesen dezenten Hinweis wirst du merken, wie schlimm es um sie steht. Kaffeegeruch? Eine Qual. Der Geruch von Eiern mit Speck? Der blanke Horror. Dein Aftershave? Widerlich. [24] Der Duft der Rose, die du ihr vor zwei Tagen einfach mal so geschenkt hast, um zum Ausdruck zu bringen, wie stolz und glücklich du bist? Zum Kotzen. Mit anderen Worten: Deine Frau ist richtig hinüber.

Quizfrage: Was tut ein normaler menschlicher Körper, wenn er ein Zipperlein spürt?

a) Signale an das Hirn senden, um auf den Jammermodus umzuschalten.
b) Seine Selbstheilungskräfte aktivieren.
c) Gar nichts.

Genau, die richtige Antwort ist b. Aber der Körper deiner Frau ist leider nicht mehr normal. Er ist schwanger. Und so pumpt er fröhlich eine Überdosis Hormone nach der

---

24 Es handelt sich dabei um genau jenes Aftershave, dass sie dir zu Weihnachten mit den Worten überreicht hat: »Ich habe 150 Aftershaves ausprobiert. Und das hat am besten von allen gerochen.«

anderen in den Körper. Die daraus resultierende Übelkeit bei deiner Frau ist ihm scheißegal. Hauptsache die Hormone fließen. Den Schmerz deiner Frau lindern? Nö, wozu das denn?

Und so liegt deine Frau einsam und verlassen, leise wimmernd vor dir. Verraten von ihrem eigenen Körper. Ohne Selbstheilungskräfte, ohne Aspirin.
Es ist meistens diese Situation, in der Frauen eine sehr schmerzliche Erfahrung machen. Sie sind eben doch Gebärmaschinen. Und der Körper stellt eiskalt das Wohl des Kindes über das der Frau. Du kannst dir sicher denken, dass diese harte Erfahrung bei vielen Frauen einen sehr schlimmen Schmerz jenseits der Übelkeit verursacht.

Und genau in diesem Moment kommt dein großer Auftritt. Mit einem schönen, weichen, mittelgroßen Kissen, an das sie wenigstens ihre Hände und ihre Hoffnung auf Besserung klammern kann.

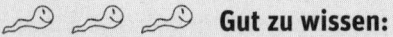 **Gut zu wissen:**

In der Regel hört die Übelkeit gegen Ende des 3. Schwangerschaftsmonats von allein auf.[25]

---

25 Es gibt allerdings auch werdende Mütter, die sich in Schwangerschaftsforen damit brüsten, ihnen sei bis zum 8. Monat der Schwangerschaft übel gewesen. Typische Anzeichen von Alpha-Schwangerschaft.

10. Kapitel: Heultage, Sodbrennen, Schlafstörungen

Eine Übersicht über die wichtigsten Zipperlein in der Schwangerschaft

Heultage
Ein Phänomen, das so manchen Mann während der Schwangerschaft dem Wahnsinn hat anheimfallen lassen, sind die sogenannten Heultage.

Heultage gehen so: Die Sonne scheint, die Vögel zwitschern. Alles ist bestens. Deine Frau heult. Du bringst Blumen mit nach Hause, weil Worte nicht auszudrücken vermögen, wie sehr du deine Frau bewunderst und anbetest. Du schenkst ihr den Strauß. Deine Frau heult. Allerdings nicht vor Glück.

Ihr sitzt beim Abendessen, und deine Frau isst mit sichtlichem Appetit, als sie plötzlich meint, dass sie jetzt auf ein Glas Gurken Lust hätte, den Schlemmertopf von Kühne, bei dem die Gurken mit Balsamico verfeinert sind. Du schlenderst lässig zum Kühlschrank und holst aus der hintersten Ecke genau jenes Gurkenglas hervor, das du bereits vor zwei Tagen heimlich eingekauft hattest. Deine Finger umschließen den Deckel. Mit einem kräftigen Ruck drehst du den Deckel vom Glas. Der feine

Geruch von sauren Gurken liegt in der Luft. Deine Frau heult.[26]

Was genau sich der liebe Gott bei der Schöpfung des Heultages gedacht hat ... möge er besser für sich behalten. Heultage sind so ziemlich die schwerste Prüfung, die einem Mann während der Schwangerschaft auferlegt wird.

Denn eine Frau heult an einem Heultag.

Egal, ob du es willst oder nicht.

Egal, ob sie es will oder nicht.

Sie heult, selbst wenn du liebenswürdig, sensibel oder einfühlsam bist. Sie heult, selbst wenn du der Mann bist, von dem alle Frauen träumen, du weißt schon, einer mit schönen Händen und mit Humor und geputzten Schuhen, deine Frau heult. Selbst wenn du ihr die Augen öffnest und ihr erklärst, dass es keinen Grund zum Heulen gäbe und dass das Ganze ohnehin hormonbedingt sei, sie heult weiter.

---

26 Heultage sind nicht zu verwechseln mit den normalen Weinkrämpfen, die besonders häufig beim Boutiquenbummel in der Schwangerschaft auftreten. Da heult deine Frau einfach nur, weil sie es so traurig findet, dass alle anderen Frauen sich modisch aktuell kleiden dürfen, während sie in weit geschnittenen Säcken herumlaufen muss. Kurz nach der Geburt gönnen sich viele Frauen übrigens auch noch gerne den einen oder anderen Heultag. Dieses Phänomen ist auch als Baby-Blues oder postnatale Depression bekannt.

Mit anderen Worten, du kannst tun und lassen, was du willst, der Fluss der Tränen wird bei deiner Frau erst dann versiegen, wenn auch der Fluss der Hormone wieder im Gleichgewicht ist. Und da das während der Schwangerschaft so gut wie nie der Fall ist, brauchst du vor allem drei Dinge. Geduld, Geduld und Geduld.

Viele Männer haben mich in der Vergangenheit gefragt, ob es angesichts dieser totalen Machtlosigkeit nicht von vornherein besser sei, bei einem Heultag gleich die Biege zu machen und mit den besten Freunden mal wieder einen trinken zu gehen. So würde man die ohnehin verheulte Zeit wenigstens ein bisschen ansprechend nutzen.

Zugegeben, dieses Ansinnen klingt logisch und ist aller Ehren wert. Doch mit Logik kommst du während der Schwangerschaft ungefähr genauso weit wie mit einem Free-Tibet-T-Shirt in den Straßen Pekings.

Kommen wir also zu einem Punkt, der das Problem des Heultages so verdammt komplex macht. Denn zwar hat deine Anwesenheit am Heultag, sprich in der Gegenwart, keinerlei Auswirkung auf den Heulimpuls deiner Frau. In der Zukunft, sofern die Post-Heultag-Ära jemals anbrechen wird, allerdings schon. Oder, um es mal ganz konkret auszudrücken: Dein Handeln im Jetzt bestimmt dein Sein in der Zukunft.

Jetzt wirst du dich sicher fragen, ob das denn nicht eigentlich immer so ist.
Ja, klar.

Und genau das aber macht das Problem mit den Heultagen so ungeheuer komplex.

Schlafen

Dass es sich bei der Schwangerschaft der Frau mitunter einfach nur um ein gemeines Teufelswerk handelt, zeigt auch folgendes Beispiel. Geht ein ganz normaler Mensch einer erschöpfenden Tätigkeit nach (zum Beispiel acht Stunden lang in einem Bergwerk), legt er sich danach auf die Couch, döst vor sich hin und erholt sich so blendend. Alles ist prima. Geht dagegen eine schwangere Frau einer erschöpfenden Tätigkeit nach, zum Beispiel, indem sie von der Küche ins Wohnzimmer läuft, und legt sich dann aufs Sofa, führt selbst das Liegen zur Fortsetzung der Erschöpfung, da der Bauch so drückt. Auch hier nehmen die Schwierigkeiten gegen Ende der Schwangerschaft zu, und du musst aufpassen, dass dich der Wal in deinem Bett nicht aus Versehen plattdrückt. An Schlaf ist mit so einem Riesenranzen nämlich nicht mehr zu denken, stattdessen wälzt sich deine Frau im Minutentakt hin und her. Hier hilft wieder nur jenes ominöse Kissen. Schön groß und mittelweich.[27]

Sodbrennen

Ein Klassiker unter den Schwangerschaftswehwehchen ist das Sodbrennen. Ursache dafür ist das uralte physikalische Gesetz, wonach ein Körper nicht schon dort sein

---

27 Es funktioniert wirklich.

kann, wo ein anderer bereits ist. Wenn also der Bauch mit dem Mitwachsen nicht so schnell nachkommt, drückt das größer werdende Baby im Bauch der Frau alles beiseite, was das Umherschwimmen im Fruchtwasser unbequem macht. So auch den Magen seiner Mutter. Die Folge: Die Magensäure steigt auf und gelangt in die empfindliche Speiseröhre. Was nun beginnt, ist ein fröhlicher Reigen der unterschiedlichsten Schmerzen. Es brennt in der Brust, es brennt im Hals, nach dem Essen hat deine Frau Krämpfe, ihr Speichelfluss wird verstärkt, deine Frau wimmert über Bläh- und Völlegefühle, sie rülpst und muss sich häufig räuspern. Was aber ist zu tun, wenn deine Frau sich in Shrek, den Oger, verwandelt hat?

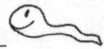

Tipp: Drei Dinge, die du für deine vom Sodbrennen geplagte Frau tun solltest:

1. Gib ihr Nüsse zu knabbern, um die Säure zu neutralisieren.
2. Gib ihr Milch zu trinken, um die Säure zu neutralisieren.
3. Höre nicht auf, sie zu lieben, auch wenn es wirklich, wirklich schwerfällt.

Hämorrhoiden

Seit Charlotte Roches »Feuchtgebieten« sind Hämorrhoiden in aller Munde. Führten die arteriovenösen Gefäßpolster jahrelang ein eher unrühmliches Schattensein im Enddarm, sind sie nun die neue Lifestylekrankheit, die es zu haben gilt. Von jeher ist Frauen der gesellschaftliche Status ihrer Krankheit wichtig.

Und so kommt es, dass Fußpilz, Pickel oder Achselnässe von Frauen als der blanke Horror angesehen werden, wohingegen eine multiple Persönlichkeitsstörung durchaus als kreativ gilt.

Fazit: Ausnahmsweise hat das Allheilkissen bei den Hämorrhoiden in der Schwangerschaft Pause. Für die Behandlung des Juckreizes am Hintern reicht es vollkommen aus, der Liebsten eine Ausgabe der »Feuchtgebiete« als Gute-Nacht-Lektüre auf ebenjenes Kissen zu betten.

Ach, wenn es doch nur immer so einfach wäre.

11. Kapitel: Die Schwieger- und andere Eltern

Warum es nicht immer leicht ist, ein Teil des Kreislaufs des Lebens zu sein

Viele Männer glauben, dass die Schwangerschaft ihrer Frau automatisch in einer neuen, etwas entspannteren und ab und an gar freudvollen Beziehung zu den Schwiegereltern münden wird. Schließlich beweist der Wille zum gemeinsamen Kind, dass man bereit ist, Verantwortung zu übernehmen und in Zukunft nicht nur für die Tochter, sondern für eine ganze Familie zu sorgen.

Diese Annahme ist falsch.

Stattdessen ist die Schwangerschaft für deine Schwiegereltern der endgültige Beweis, dass du und deine Frau Sex miteinander haben. Zwar mussten die Schwiegereltern auch zuvor schon annehmen, dass ihr beiden nicht keusch miteinander leben würdet, aber jeder Zentimeter, den der Bauch deiner Frau nun dicker wird, verdrängt die heimelige Illusion, an die sich die Schwiegereltern gegen alle Regeln Vernunft trotzdem gerne geklammert haben.[28]

---

28 Dasselbe Phänomen ist übrigens bei Radsport-Fans zu beobachten. Selbst wenn ihr Idol mit einer menschenunmöglichen Durchschnittsge-

Und so finden sie es zwar schön, dass du Verantwortung übernehmen *möchtest*. Allerdings bedeutet das für sie noch lange nicht, dass du die Verantwortung für Frau und Kind auch übernehmen *kannst*. Fortan steht all dein Tun und Handeln unter noch schärferer Kontrolle.

Hinzu kommt, dass du ja auch noch Eltern hast, die sich ebenso wie deine Schwiegereltern bei der Geburt eures Kindes in Oma und Opa verwandeln werden. Nicht allen Eltern fällt dieser Statuswechsel leicht. Nimmt man im zarten Alter von 35 Jahren die von einem kleinen Rotzlöffel in der Straßenbahn mühsam zwischen den Zähnen hervorgepresste Bitte, doch ein wenig Platz zu machen –»'tschuldigung, Opa« –, noch leicht und locker, weiß man zwanzig Jahre später, dass der Bengel leider die Wahrheit gesagt hat.

Während der Schwangerschaft wirst du von deinen Eltern und Schwiegereltern mit allerlei gutgemeinten Ratschlägen überschüttet. Außerdem schwelgen die zukünftigen Großeltern gern in Erinnerungen, wie lustig das damals mit dir war, als du dir als Dreijähriger im Supermarkt in die Hosen gemacht oder das Badewasser durch

---

schwindigkeit von 57,38 km/h bei der Tour de France die Berge hochfährt, in spanischen Kühlschränken sorgfältig mit seinem Namen beschriftete Blutbeutel gefunden werden, drei positive Doping-Proben vorliegen und bei einer Hotel-Razzia Spritzen und Blutzentrifugen gefunden werden, neigt der Radsport-Fan dazu, der Aussage seines Idols Glauben zu schenken, dieser habe nie Unerlaubtes getan und könne alles erklären, so dass sich alsbald die Fragezeichen in Ausrufezeichen verwandeln. Weil der Fan es halt gerne glauben will. Und des Menschen Wille ist bekanntermaßen sein Himmelreich.

ausdauerndes Pupsen zum Blubbern gebracht hast. Ach, waren das noch Zeiten.

Das Schwerste überhaupt an einer Eltern-Kind-Beziehung ist es für die Eltern zu akzeptieren, dass das Kind ein erwachsener Mensch geworden ist. Ein Mensch, der nicht mehr betütelt werden will wie ein Baby. Ein Mensch, der sein eigenes Leben lebt, seine eigenen Fehler macht. Einer, der alleine entscheiden kann, ob er eine Mütze aufsetzen möchte oder nicht. Und mit wie vielen Pullovern er »warm« angezogen ist. Ein Mensch, bei dem das herkömmliche Kind-Eltern-Schema Erfahrungssuchend/Erfahrungsvorsprung nicht mehr gilt. In diesem Schema manifestiert sich auch die Macht, die Eltern über ihre Kinder haben. Du wirst es selbst erleben.

Eltern sind für ihre Kinder Götter.

Sie entscheiden, ob es nach dem Abendessen noch Schokolade gibt oder nicht. Sie können die entzweigerissenen Seiten von Büchern mit einem durchsichtigen Zauberstreifen wieder zusammenkleben. Eltern haben keine Angst vor der Dunkelheit. Sie werfen Karotten, Tomaten, Paprika, Kartoffeln und Zwiebeln in einen Topf hinein, und heraus kommt ein leckerer Brei. Eltern vollbringen für ihre Kinder an jedem Tag Wunder. Bis diese Kinder aufhören, Kinder zu sein. Und eben sogar selbst Eltern werden und nun anfangen, für ihre Kinder die gleichen Wunder zu vollbringen, selbst zu Göttern zu werden, die mal geliebt und mal verflucht werden. Und vor diesem Hintergrund verblassen die Wunder, die eure Eltern für euch vollbracht haben, nach und nach. Sie spüren das. Daran, dass ihr Rat nicht mehr so gefragt ist. Daran, dass ihre Kinder nicht mehr so viel Zeit mit ihnen verbringen müssen. Und die werdenden Großeltern spüren auch, dass es mit der Geburt des ersten Enkels langsam Zeit wird, Platz zu machen.

Man nennt das den Kreislauf des Lebens.

Aber es ist nicht immer leicht, ein Teil davon zu sein.

Das solltest du niemals vergessen. Selbst, wenn du genug mit dir, deiner Frau und eurem ungeborenen Baby zu tun hast. Eure Eltern werden während der Schwangerschaft merkwürdige Dinge sagen. Sie werden euch Überraschungen bereiten, deren Enthüllungen von nichts weiter als peinlichem Schweigen begleitet werden. Aber egal, wie komisch das alles manchmal sein mag, eines ist sicher: Alles, was eure Eltern tun, tun sie aus Liebe.

Dass sie es manchmal einfach nicht besser wissen, ist nicht ihre Schuld.

Trostpflaster:
Tja, und in dreißig Jahren wirst du dich wundern, dass man dieses Thema auch noch aus einer ganz anderen Perspektive betrachten kann. Wenn du vielleicht selbst Großvater geworden bist.

12. Kapitel: Sag zum Abschied leise servus

Wie bester Freund und beste Freundin die Nachricht
von der Schwangerschaft aufnehmen

Die Geschichte der Schwangerschaft sollte eigentlich die
Geschichte einer glücklichen gemeinsamen Reise sein.
Schließlich wird nach neun Monaten nicht nur ein Kind
geboren, sondern auch eine neue Familie. Zwei Menschen haben zueinandergefunden, um einem anderen das
Leben zu schenken. Doch die Schwangerschaft ist leider
nicht nur die Geschichte einer neuen vielköpfigen Lebensgemeinschaft, sondern auch die Geschichte von 100
Tagen Einsamkeit.

Bereits während der Schwangerschaft beginnt ein schleichender Prozess der Entfremdung von alten liebgewonnenen Gewohnheiten. Besonders bester Freund und beste
Freundin, die in einer Zeit beinahe komplett aufgelöster
herkömmlicher Familienstrukturen einen herausragenden sozialen Stellenwert besitzen und einem manchmal
näherstehen als die eigenen Eltern oder Geschwister, nehmen die Nachricht von der bevorstehenden Geburt mit
einer Mischung aus Freude, Neid und Unsicherheit auf.

Der Beste Freund

Früher konnte sich dein bester Freund darauf verlassen, dass du, wenn er im Thailandurlaub aus Versehen wegen vermeintlichen Drogenschmuggels im Gefängnis gelandet wäre, 48 Stunden später mit der Kaution auf der Matte stehst. Kein Thema. Er wusste, dass du im Zusammenhang mit seinem Kummer über die wieder einmal verpasste Meisterschaft seines Lieblingsfußballvereins niemals die Worte »Komm schon, jetzt stell dich nicht so an, ist doch nur Fußball« verwenden würdest. So wie es seine Freundin getan hatte. Seine halbe DVD-Sammlung liegt immer noch bei dir zu Hause. Niemals würde dein bester Freund dich fragen, wann er die Scheiben endlich zurückbekommt. Ihr konntet zusammen in eine Bar gehen, ohne miteinander reden zu müssen. Und einer von euch hatte immer noch einen Sack Holzkohle zu Hause, wenn ihr im Sommer an einem lauen Abend spontan am Fluss ein paar Steaks grillen gehen wolltet. Mit anderen Worten: Ihr hattet die perfekte Beziehung.

Und da kommst du plötzlich mit einem Kind? Und setzt das alles aufs Spiel?

Klar, dass dein bester Freund sich da erst mal schmollend ins stille Kämmerlein zurückzieht und drei Monate nicht mit dir spricht.[29] Wenn Männer wollen, sind sie sogar die besseren Zicken.

---

29 Klar hat dein bester Freund bestimmt auch früher schon mal drei Monate lang nicht mir dir gesprochen. Aber immer ohne Grund!

Die Beste Freundin

Die beste Freundin deiner Frau ist ein gefährliches Wesen. Sie weiß mehr über dich als du selbst. In stundenlangen Telefonaten wurden ihr die sämtliche Details und Fakten deines Lebens übermittelt.[30, 31] Natürlich ist die Nachricht von der Schwangerschaft für die beste Freundin genauso aufregend wie die Sexszene zwischen Brad Pitt und Geena Davies in »Thelma & Luise«. Doch meistens begeht sie einen schwerwiegenden Fehler. Sie beginnt sich zu kümmern und Sorgen zu machen und sich selbst nicht mehr wichtig zu nehmen. Statt von ihrem heißen Flirt mit dem Typen aus der Bar von neulich in allen saftigen Details zu berichten, lenkt sie das Gespräch lieber auf die Qualitäten von Kompressionsstrümpfen, die das schlimme Übel der Besenreiser in der Schwangerschaft verhindern sollen. Statt sich stundenlang über den neuen Typen der gemeinsamen Freundin Britta aufzuregen, der wirklich so was von unmöglich ist, erkundigt sie sich lieber danach, wie es dem Bauch so gehe. Sie traut sich nicht mehr, deiner Frau einen gemeinsamen »Sex and the City«-DVD-Abend vorzuschlagen, weil sie nicht weiß, ob das Single-Thema der Serie jetzt überhaupt noch passend ist und ob sie ihrer besten schwangeren Freundin einen solchen Filmabend überhaupt noch zumuten kann. Und je unwichtiger sich die beste Freundin deiner Frau selbst nimmt und entsprechend verhält, desto unwichtiger wird

---

30 Wenn du Pech hast, dann wusste die beste Freundin deiner Frau vor dir, dass du Vater werden würdest.

31 Und wenn du ganz großes Pech hast, dann weiß sie sogar, wer wirklich der Vater deines Kindes ist.

sie auch für deine Frau. So nett die Sorge und Anteilnahme auch gemeint ist, letztendlich fühlt sich deine Frau dadurch einfach nur aus der Frauenwelt, deren Teil sie bis vor kurzem noch war, ausgestoßen. Und das hatte sie sich beim besten Willen anders vorgestellt.

Schließlich sind Frauen doch nicht nur dafür gemacht, Cosmopolitans zu trinken, Männer mit einem Dekolleté verrückt zu machen, Liebeskummer zu haben oder stundenlang zu telefonieren. Sie sind doch auch dafür gemacht, Kinder zu kriegen.

Deine Frau wird daher die Welt nicht mehr verstehen, wenn sich ihre beste Freundin ihr gegenüber so komisch verhält. Aber keine Angst, deine Frau erwartet selbstredend nicht von dir nicht, dass du ihr die Welt erklärst, sie will nur in den Arm genommen und getröstet werden.[32]

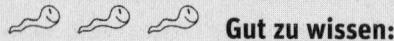 **Gut zu wissen:**

Was bitte schön sind Besenreiser?
Da du vermutlich keine Ahnung haben wirst, hier die Erklärung: Bei Besenreisern handelt es sich um kleine Venen direkt unter der Hautoberfläche, die an Elastizität verloren haben, sich dadurch mit Blut füllen und als bläulich geschlängelte Linien sichtbar werden.

---

32 Nicht vergessen: Mindestens 30 Sekunden lang drücken!

13. Kapitel: Bärbel, Priscilla oder Kevin, Prince, Justin?

Wie ihr den richtigen Namen für euer Kind findet

Über Kinder sagt man, dass sie in ihrem Leben vor allem Zuwendung, Liebe und die Aufmerksamkeit ihrer Eltern brauchen, um zu nützlichen, kreativen und inspirierten Wesen unserer Gemeinschaft zu werden. Das alles ist richtig. Aber neben Zuwendung, Liebe und Aufmerksamkeit braucht das Kind, um zu einem nützlichen Wesen der Gesellschaft zu werden, leider auch noch einen Namen.

Und genau das ist das Problem. Es ist verdammt schwierig, einen passenden Namen für das Kind zu finden. Warum ist das so?[33]

1. Es gibt zu viele Namen.
2. Unter all diesen Namen gibt es eine ganze Reihe ge-

---

[33] Es gibt eine Theorie, wonach die Schwierigkeiten bei der Namensfindung nichts weiter als eine Laune Gottes sind, eine Art Partnerschaftstest. Denn nur Eltern, die in der Lage sind, sich gemeinsam auf einen Namen für das Kind zu einigen, ohne sich zum Teufel zu wünschen, gegenseitig Gliedmaßen vom Körper abzutrennen oder die Kommunikation miteinander nur noch über Anwälte zu führen, sind später auch den herkulischen Herausforderungen der Kinderziehung (»Maaaamaaaa, Paaapaaaa, ich will ein Eiiisss! Jeeeetzt!!!!«) gewachsen.

fährlicher Namen, wie zum Beispiel Jimmy Blue oder Annette Julie Suzette.

3. Diese Namen klingen beim ersten Hören exotisch und anziehend fremd. Aber sie bestehen leider den Spielplatztest nicht (siehe auch »Die acht goldenen Regeln der Namensfindung«) und sollten daher nicht verwendet werden. Nur Größenwahnsinnige und Grenzdebile, also vor allem Schauspieler, nennen ihre Kinder so.

4. Es gibt zahllose Menschen, die mit ihrer Biographie einen bestimmten Namen für Generationen geschändet haben. Kein Mensch kann sein Kind heute noch beruhigt Dieter nennen, weil er weiß, dass es dafür ein Leben lang verbohlt werden wird.

5. Es gibt die Schwiegereltern. Da die Schwiegereltern bereits einmal mit der Aufgabe der Namensfindung betraut waren, glauben sie, dass sie in dieser Angelegenheit einen enormen Erfahrungsvorsprung haben und deswegen besser sie den Namen für ihren Enkel aussuchen.[34]

6. Egal, welchen Namen man aussucht, man wird immer auf einen Menschen treffen, der den Namen hört und entsetzt ruft: »Was? Ihr wollt euer Kind wirklich Daniel nennen?« Anschließend erzählt er eine Geschichte, in der die Worte fies, gemein, hinterhältig und bösartig sehr häufig vorkommen. Und der Name Daniel auch.

---

34 Da die Schwiegereltern auch so ziemlich alle anderen Entwicklungsstufen der Kinder-Versorgung und -Erziehung durchgemacht haben, sind sie überhaupt der Meinung, dass es viel besser wäre, wenn das Enkelkind bei ihnen aufwachsen würde (siehe hierzu auch das 11. Kapitel: Die Schwieger- und andere Eltern).

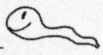

Tipp: Die 8 goldenen Regeln der Namensfindung

1. Beginne rechtzeitig mit der Namenssuche!
2. Kaufe dafür kein Vornamenbuch!
3. Sucht die Namen getrennt voneinander!
4. Gebt euch ein gegenseitiges Vetorecht.
5. Verratet den Namen vor der Geburt niemandem.
6. Macht mit eurem Favoriten-Namen den Spielplatztest!
7. Macht mit eurem Favoriten-Namen zur Sicherheit auch noch den ultimativen Wiechmannschen Namens-Check!
8. Fügt eurem Lieblingsnamen noch zwei weitere Vornamen hinzu.

Der Gesetzgeber hält sich übrigens aus der Sache mit dem Namen mal wieder fein raus. Die Suche nach einem gesetzlichen Namensregister, in dem man seinen Wunschnamen vorab schon mal gegenchecken kann, führt ins Nichts. Da hilft dann nur der Gang vor den Kadi. Und da haben die Richter in Deutschland bereits Namen wie »Speedy«, »Jazz« oder »Chenekwahow Migiskau Kioma Ernesto Tecumseh« abgenickt, anstatt den Eltern – wie es in all diesen Fällen vernünftig gewesen wäre – erst mal das Sorgerecht zu entziehen.

Der Staat wird dich bei der Namensgebung also nicht wirklich beschützen. Dieses Buch schon. Denn der Name spielt für die Persönlichkeitsbildung des Kindes eine größere Rolle als Oliver-Kahn-Actionfiguren, Barbie im Ballkleid oder etwa Plastikkacke. Schließlich müssen die wer-

Der ultimative Wiechmannsche Namens-Check

Würdest du selbst gerne den von
euch ausgesuchten Namen tragen? ❏ Ja ❏ Nein

Befindest du dich im Vollbesitz
deiner geistigen Kräfte? ❏ Ja ❏ Nein

Deine Frau auch?*) ❏ Ja ❏ Nein

Kennst du eine Person, die den von
euch ausgesuchten Namen trägt? ❏ Ja ❏ Nein

Lebt diese Person noch? ❏ Ja ❏ Nein

Ist diese Person glücklich? ❏ Ja ❏ Nein

Kannst du ausschließen, dass eine Person
der Zeitgeschichte, die der Menschheit
unvorteilhaft in Erinnerung geblieben ist,
denselben Namen hatte? ❏ Ja ❏ Nein

Kannst du ausschließen, dass sich der
von euch ausgewählte Name auf eines
der folgenden Worte reimt: Trottel,
Dummkopf, Penner, Kamel, Senfbrot ? ❏ Ja ❏ Nein

Kannst du ausschließen, dass der von
euch gewählte Name derzeit nicht als
Markenname für Waschmittel, Hunde-
futter oder eine neue gentechnisch ver-
änderte Apfelsorte verwendet wird? ❏ Ja ❏ Nein

---

*) Bitte bei der Beantwortung dieser Frage das Grundzicken sowie das
Schwangerschaftszicken einberechnen. Das Zicken macht deine Frau
zwar im tagtäglichen Umgang etwas schwierig, ein Rückschluss auf
den enormen Verlust geistiger Fähigkeiten ist jedoch nicht ange-
bracht.

Auswertung

0 x »Nein«
Du hast all diese Fragen mit »Ja« beantwortet? Dann kannst du den von euch ausgesuchten Namen beruhigt verwenden.

1 bis 3 x »Nein«
Solltest du mindestens drei Fragen mit »Nein« beantwortet haben, solltest du dir bewusst machen, dass du deinem Kind auf den Weg durch sein Leben eine ziemliche Bürde auflasten wirst.

Mehr als 3 x »Nein«
Du wirst eine Menge Geld brauchen, um die Beamten im Geburtenbüro davon zu »überzeugen«, dass das, was du da ausgesucht hast, ein »Name« ist.

---

denden Eltern in ein paar Monaten im Drei-Minuten-Takt über den Spielplatz brüllen:

»… (Name des Kindes) …, hör auf, den Jungen mit der Schippe zu schlagen!«
»… (Name des Kindes) …, hör auf, den Sand zu essen!«
»Oh mein Gott, … (Name des Kindes) …, nicht auf dem Bauch rutschen!«[35]

---

35 Diese drei Fragen sind auch der wesentliche Bestandteil des sogenannten Spielplatztests für Namen. Hast du bereits einen Namen für dein Kind gewählt, stell dich vor einen Spiegel und brülle die drei Sätze in kurzer Abfolge. Laut. So laut du kannst. Sollte dir das nicht peinlich sein und dir der ausgesuchte Name immer noch gefallen, hat der Name den Spielplatztest erfolgreich bestanden.

Ganz wichtig sei an dieser Stelle noch eine Anmerkung zu der Frage, ob der ausgesuchte Name einer Person der Zeitgeschichte zuzuordnen sei, die der Menschheit unvorteilhaft in Erinnerung geblieben ist. Dass man sein Kind nicht mit dem Vornamen Von-du-weißt-schon-wem schmücken sollte, hat sich herumgesprochen. Manche Eltern aber neigen dazu, diese Regel ins Gegenteil zu verkehren und einen Namen zu wählen, der durch und durch positiv behaftet ist.

Zum Beispiel Spartakus.

Ein sensationeller Name. An und für sich. Er klingt kraftvoll und edel zugleich. Und er ist beladen mit einer Erwartungshaltung, der kein sterblicher Mensch gerecht werden kann.

Nehmen wir einmal folgende Szene: Die Sonne über dem Spielplatz ist schon beinahe untergegangen. Der Weg nach Hause steht Eltern und Kindern bevor. Da hallt von irgendwoher ein laut gerufenes »Spartakus« über den Sandkasten. Und plötzlich ist es, als hätte jemand die vom Alltag schwer beladenen Seelen der Menschen befreit. Spartakus ist da! Die Rücken der auf dem Spielplatz anwesenden Eltern straffen sich. Gebannt und voller Freude blicken sie in die Runde. »Spartakus, kohomm. Wir müssen lohoos!«[36], hallt der Ruf wieder über den Platz.

---

36 Das sogenannte eingeschobene h ist ein fester Bestandteil der Elternsprache. Keine Ahnung, aber alle Eltern beginnen irgendwann so zu sprechen. Aus »Ja« wird »Jahaa«, aus »Nein« wird »Neihein«, aus »geh« wird »geheh« und so weiter. Warum Eltern so sprechen? Ich glau-

Spartakus muss los. Jetzt beginnt der Aufbruch in eine neue Zeit. Ein Dreijähriger stapft missmutig durch den Sandkasten. Als er bei seiner Mutter angekommen ist, blickt die ihn kurz an und holt ein Taschentuch aus ihrer Hosentasche. »Mei Spartakus, was hast du denn schon wieder für eine Schnoddernase. Da klebt jetzt überall Sand. Das ist doch ekelhaft.«

Du siehst, die Namensfindung ist ein durch und durch schwieriges Thema. Und hatte ich eigentlich auch schon erwähnt, dass der Vorname im Idealfall natürlich auch noch mit dem Familiennamen harmonieren sollte?

Nein?

Na dann, viel Glück!

Trostpflaster:
Albus Dumbledore, Rektor der Schule für Hexerei und Zauberei, hat neben vielen anderen weisen Dingen auch Folgendes gesagt: »Die Angst vor einem Namen steigert nur die Angst vor der Sache selbst.« Also, such dir irgendeinen Namen aus, und dann Augen zu und durch. Albus zum Beispiel klingt doch eigentlich auch ganz schön, oder? Wie ein hochmodernes Busunternehmen, dessen Gefährte immer pünktlich sind.

---

be, die Eltern glauben, dass wenn die Worte länger werden, diese beim Kind mehr Gewicht haben und das Kind eher darauf hören wird. Diese Annahme ist natürlich falsch.

14. Kapitel: Sex in der Schwangerschaft

Keine Sorge, es gibt ihn. Aber ganz sicher nicht so, wie du ihn dir vorgestellt hast

Es ist ja nicht so, dass Sex in der Schwangerschaft keinen Spaß machen würde. Aber du solltest eben auch welchen mit deiner Frau haben. Und da wird die Sache von Woche zu Woche komplizierter. Dabei versprechen nicht wenige Schwangerschafts-Ratgeber:

»Sex während der Schwangerschaft kann der schönste Ihres Lebens sein.«

Um gleich danach zu schreiben: »Dem Baby schadet es nicht.«

Tja, und genau das ist das Problem. Der Sex schadet zwar dem Baby nicht. Aber das Baby schadet dem Sex. Warum? Ganz einfach, das Baby befindet sich nämlich nicht nur im Bauch deiner Frau, sondern auch in deinem Kopf. Und obwohl du als Mann mächtige Fähigkeiten besitzt, Probleme einfach zu verdrängen, wirst du in diesem Fall scheitern. Zwar steht überall geschrieben, dass es anatomisch absolut unmöglich sei, dass der Penis beim Sex in die Nähe des Babys kommt. Aber irgendwann ist ja immer das erste Mal, und wer weiß schon, mit welchen Kleinkalibern die Forscher das in ihren Laboren untersucht haben.[37]

Die psychische Präsenz des Babys in deinem Kopf erhöht sich während der Schwangerschaft auch durch die Tatsache, dass viele schwangere Frauen ihr Baby »in den Alltag mit einbeziehen«. Sie erklären ihm die Welt, bitten darum, dass es nicht so auf die Blase drücken möge, schimpfen ein bisschen mit ihm, weil es zu doll gegen den Bauch getreten hat, oder loben es, weil es genau so schön zunimmt und größer wird, wie es in den Wachstumstabellen des Onkel Doktors geschrieben steht[38]. »Fein hast das gemacht, mein kleines Scheißerchen. Immer schön mampfi, mampfi machen.«[39]

Neben den psychischen Problemen, die der Schwangerschaftssex dir bereitet, stellen sich dir und der schönsten Nebensache der Welt[40] auch noch die sich rasant verändernde Physis und die Hormonschwankungen deiner schwangeren Frau in den Weg. Und natürlich schlägt

---

37 Bei der Recherche zu diesem Buch, bin ich auf den Fakt gestoßen, dass irgendwo auf dieser Welt noch immer der Glaube verbreitet sei, dass Sex in der Schwangerschaft zur Folge haben kann, dass das Kind später einmal schwul wird. Soll man darüber lachen? Oder soll man darüber weinen? Ein griechisches Sprichwort sagt, dass betrunkene Menschen gefährlicher seien, als verrückte. Ich bin mir da nicht so sicher.

38 Siehe auch Kapitel »Der Mozart-Effekt und Produkte, die die Welt nicht braucht«

39 Das diese Form der zunehmenden Infantilität deiner Frau extrem abtörnend ist, steht auf einem anderen Blatt Papier.

40 Sex! Und nicht Fußball!

Murphys Gesetz, wonach alles, was schiefgehen kann, auch schiefgehen wird, auch in diesem Fall mal wieder erbarmungslos zu.

1. In den ersten Wochen der Schwangerschaft ist deine Frau noch rank und schlank, so dass ihr körperlich in der Lage wärt, die 729 Positionen des Kamasutras in drei Tagen durchzuprobieren. Das Problem: Deine Frau hat keine Lust auf Sex. Kein bisschen. Und diesmal sind es keine Kopfschmerzen oder der Geruch deiner Füße, die als Lustkiller benannt werden, sondern schlicht und ergreifend: die beginnende Schwangerschaft. Ach, und dann sind da ja auch noch die Übelkeitsattacken und die zunehmende Müdigkeit.

2. Endlich einmal gute Nachrichten: Ab dem dritten Monat haben die meisten Schwangeren richtig Lust auf Sex. Oft sogar mehr, als manchen Männern lieb ist. Ein Grund für das Mehr an Trieb sind die besser durchbluteten Geschlechtsorgane. Ach ja, die Sekretbildung in der Scheidenhaut verbessert sich ebenfalls, was zur Folge hat, dass die Vagina schneller feucht wird. Viele Frauen kommen jetzt sogar leichter zum Orgasmus. Die Brüste sind ebenfalls praller geworden. Die schlechte Nachricht: Der Bauch ist jetzt da. Und mit ihm die oben bereits angesprochene unangenehme Präsenz des Babys in deinem Kopf. Es ist leider wirklich so: In dem Moment, in dem sich deine Frau in eine perfekt geölte Liebesmaschine in Dauerbetrieb verwandelt, bist du eine von Hemmungen und Ängsten geplagte Sexbremse.

3. Nach ungefähr sechs Monaten ist der Schwangerschaftsbauch so riesig, dass sich deine Frau sehr schwer-
tut, auch nur drei Minuten mehr oder weniger ruhig
in einer Position zu verharren. Und während du früher
beim Spaziergang auf der Hundewiese immer gelacht
hast, wenn ein Dackel versucht hat, von hinten einen
Windhund anzuspringen, wirst du in Zukunft ein wenig demütiger sein, wenn dir solche Schicksale im Leben begegnen. Sex in diesem Teil der Schwangerschaft
ist eher virtuell. Oder um es frei nach Karl Valentin zu
formulieren: »Mögen hätten wir schon wollen, aber
dürfen haben wir uns nicht getraut.«

Doch wie sieht das Worst-Case-Szenario in Sachen Sex in
der Schwangerschaft aus? Hier ein Statement aus einem
Internetforum, in dem Frauen das Thema Sex in der
Schwangerschaft besprechen:

»Ich denke mal, dass ich in den Monaten [der Schwan-
gerschaft] andere Probleme hätte als wie Sex. Ich würde
mich da lieber schonen, allein wegen des Kindes. Doch
jede Frau hat eben andere Vorstellungen. Doch man wird
wohl mal die wenigen Wochen darauf verzichten können. Man kann es doch alles nachholen, wenn der Nachwuchs da ist.«[41]

Trostpflaster:
»An der Tür des Tauben klopfe, sooft du willst.«

Griechisches Sprichwort

---

41 Dieses Statement ist nicht erfunden.

Wenn das Ende der neun Monate bevorsteht und deine Frau sichtlich mit dem schweren Bauch und der damit einhergehenden Belastung zu kämpfen hat, kann es zu einer besonders perfiden Form des Schwangerschaftssex kommen: dem Ködersex.

Womöglich hat deine Frau irgendwann einmal von ihrer Oma oder ihrer besten Freundin gehört, dass Sex vor der Geburt helfen könne, die Wehen einzuleiten. So liest man in Schwangerschaftsratgebern gerne mal den Satz: »Sex zum Geburtstermin ist eine gute Methode, das Baby zu locken.«
Tatsächlich enthält Sperma das Hormon Prostaglandin, das den Muttermund weich macht und ihn auf die Kontraktionen vorbereitet. Allerdings in so geringem Maße, dass eine Wirkung auf die Wehen mittlerweile als ausgeschlossen gilt. Da deine Frau mittlerweile jedoch an wissenschaftlichen Tatsachen weit weniger interessiert ist als daran, die Schwangerschaft so schnell wie möglich zu beenden, kann es passieren, dass du um Sex angebettelt oder sogar dazu gezwungen wirst.

Was ist in diesem Fall zu tun? Standhaft bleiben oder sich hingeben?

Der eine oder andere wird sagen, dass es doch egal sein kann, weil der Ködersex ja ohnehin nicht funktoniere. Hier geht es jedoch ums Prinzip. Und mit den Prinzipien ist das bekanntlich so eine Sache. Keiner braucht sie wirklich. Aber sie sind eben doch da.

Ein Beispiel: Wie jeder weiß, können einen die Monster unterm Bett nachts im Schlaf nur dann packen, wenn ein Bein unter der Bettdecke hervorlugt. Natürlich weiß auch jeder, dass es diese Monster unterm Bett gar nicht gibt. Aber das Bein, das stecken die meisten dann doch lieber unter die Decke.

Sicher ist sicher.

15. Kapitel: Wir müssen reden

Wie es dir gelingt, deiner schwangeren Frau stundenlang zuzuhören, ohne einzuschlafen, an Langeweile zu
sterben oder anderweitig Schaden zu nehmen

Wäre die Erde ein Männerplanet, würde es so etwas
Sinnloses wie Telefone, die man mit sich umhertragen
kann, überhaupt nicht geben. Aber leider sind wir Männer nicht allein im Universum. Es gibt (wie bereits gesagt) ja auch noch Spiralnebel, Blaue Riesen, schwarze
Löcher und Frauen. Und besonders die Frauen reagieren
sehr sensibel auf Sprache. Sobald das gesprochene Wort
an das weibliche Ohr dringt, werden bei der Frau zwei
Impulse ausgelöst.

1. Lauschen
2. Mitschnattern

Frauen können ununterbrochen reden, ohne dass es ihnen langweilig wird oder sie gar müde werden. Wer auch
immer auf der Suche mach einem Antrieb für ein Per-
petuum mobile ist, sollte mal darüber nachdenken, eine
sprechende Frau in die Apparatur mit einzubauen. Das
könnte funktionieren.[42]

---

42 Frauen, die sich für einen solches Experiment besonders gut eignen, fin-

Da Frauen so lange, so viel reden und oft genug, weil gerade niemand anderes in der Nähe ist, mit sich selbst oder sogar mit Blumen sprechen, glauben viele Männer, dass es vollkommen egal sei, was die Frauen da so erzählen. Wichtig sei nur, dass die vielen Worte, die sich in den

---

det man in Call Centern. Alle männlichen Call-Center-Mitarbeiter sind leider bereits ausgestorben. Daher sind es immer Frauenstimmen, die einem urplötzlich aus dem Telefonhörer entgegenflöten und behaupten, dass man nur drei Fragen beantworten müsse, und schwuppdiwupp hätte man Tausende Euro Steuern gespart oder würde Geld vom Staat geschenkt bekommen, das man jetzt einfach so liegenlassen würde. Diese Call-Center-Frauen halten das stundenlang durch!

Frauen ständig aufzustauen scheinen, überhaupt heraus-kommen. Diese Annahme ist leider falsch.

Sicher, durch die Tatsache, dass Peter mit Natascha Schluss gemacht hat, um mit Isabelle rumzumachen, ist weder der Weltfrieden in Gefahr, noch wird die Klima-katastrophe beschleunigt. Dennoch sollte man als Mann die zwischenmenschliche Interaktion zwischen Peter, Na-tascha und Isabelle nicht einfach als belanglos gegenüber dem Weltenlauf abtun. Schon gar nicht, wenn Natascha die beste Freundin der eigenen Frau ist, und Isabelle eine um ganze sieben Jahre jüngere Blondine, der man es so-gar zutrauen würde, dem Papst eine Sünde an den Hin-tern zu küssen.

In der Schwangerschaft reden Frauen bevorzugt davon, wie es ihnen geht (meistens schlecht), was sich für sie al-les verändert (»Ich bin nicht mehr dieselbe wie vorher. Ich bin jetzt eine Mutter!«[43]) oder über das Essen (»Warum sind die Gewürzgurken schon wieder alle? Womit soll ich denn jetzt meinen Erdbeer-Sahne-Joghurt essen?«).

Als Mann musst du auf diese Gesprächsthemen vorbe-reitet sein.

Allerdings nicht inhaltlich.

Sondern physisch.

---

43 Siehe auch das folgende 16. Kapitel »Ich bin jetzt eine Mutter«.

Denn es interessiert die Frau natürlich nicht die Bohne, ob ihr Mann irgendetwas zu Isabellas und Peters schändlichem Verhalten zu sagen hat, sondern sie möchte nichts weiter als seine Aufmerksamkeit. Mit anderen Worten: Der Mann muss entweder dem Geschnatter wirklich zuhören oder aber das Zuhören zumindest perfekt simulieren.

Da das wirkliche Zuhören für Männer ab einem bestimmten Zeitpunkt gesundheitsgefährdend ist[44], hat die Natur den Männern einen interessanten Schutzmechanismus eingebaut. Männer verarbeiten die Stimme einer Frau nämlich genauso wie Vogelgesang. Im Kernspintomographen seien bei beiden Geräuschen an derselben Stelle Aktivitäten festzustellen.

Welch spektakuläres Phänomen! Und welch ein Wunder der Natur. Denn nicht wenige Männer neigen bei Dauerbeschallung durch ihre Frau dazu, den Gedanken eines mit 256 Stundenkilometern auf sie zurasenden Zuges als tröstend und wärmend zu empfinden. Damit sich diese Männer ob des Dauerredens über Schminke und Diäten nicht selbst das Leben nehmen, simuliert das Gehirn des Mannes ihnen statt des sinnlosen Geschnatters einfach liebliches und beruhigendes Vogelgezwitscher und sichert so den Fortbestand der Art.

---

44 In Fachkreisen ist die daraus resultierende Krankheit auch als »Gülcan-Syndrom« bekannt.

Um nun den Bedürfnissen der Frau nach Aufmerksamkeit nachzukommen, musst du als Mann in der Lage sein, das Zuhören in jedem dir noch so nichtig erscheinenden Gespräch perfekt zu simulieren. Das Zuhören simulierst du am besten, indem du beim Gespräch mit der Frau beinahe regungslos in einem Abstand von etwa einem Meter Platz nimmst. Sitzt du näher dran, wird das von der Frau als zudringlich empfunden. (»Ich muss mit dir reden. Und du willst wie immer nur Sex!«) Sitzt du dagegen zu weit entfernt, interpretieren Frauen dies als Desinteresse. (»Musst du noch irgendwohin? Dich interessiert wohl wieder nicht, was ich da erzähle, was?«)

Hast du die richtige Sitzposition eingenommen, musst du der Frau zu verstehen geben, dass du Anteil an dem Gesagten nimmst. Wichtig ist, dass du dich als Mann dabei kurzfasst. Ganze Sätze könnten den Redefluss der Frau unterbrechen. Das geht auf keinen Fall, denn so etwas dürfen nur Geschlechtsgenossinnen. Ein Mann sollte sich auf daher Bemerkungen wie »Ach was!«, »Oh mein Gott«, »Wirklich!« oder »Dieser Schuft!« beschränken.

Solltest du bei der Simulation des Zuhörens in einem deiner Frau sehr wichtigen Gespräch versagen, sieht es nicht gerade rosig für dich aus. Dann können dir noch die ultimativen Frauenverstehersätze aus dem nachfolgenden Tipp aus der Patsche helfen.

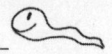

Tipp: Du hast in einem wichtigen Gespräch mit deiner schwangeren Frau nicht zugehört. Wie ziehst du deinen Kopf dennoch aus der Schlinge?

Sage nicht	Sage stattdessen
»Sorry, ich habe dir gerade nicht zugehört«	»Entschuldige Liebling. Ich habe gerade daran denken müssen, wie wir uns das erste Mal geküsst haben. Weißt du noch? Es war bei Peter auf der Geburtstagsparty, und es war wie Magie. Was hattest du doch gleich gesagt?«
»Häää, was hast du gesagt?«	»Entschuldige Liebste, das habe ich gerade nicht richtig verstanden. Könntest du es mir bitte noch einmal erklären?«
»Du, was du da erzählst, das interessiert mich einfach nicht die Bohne.«	»Es tut mir leid, Liebling, aber ich kann mich im Moment so schwer konzentrieren, weil ich immer wieder daran denken muss, wie anstrengend das alles für dich ist. Und ich frage mich immer wieder, wie du das überhaupt schaffst.«

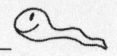

Extra-Tipp: Wörter und Redewendungen, die in der Schwangerschaft verboten sind:

»Ich habe ein schwerwiegendes Problem.«
»Jetzt habe ich die Faxen aber wirklich dicke.«
»Hör bitte auf, hier den dicken Max zu markieren.«
»Mit dir würde ich durch dick und dünn gehen.«
»Der dümmste Bauer erntet die dicksten Kartoffeln.«
»Wer den Wal hat, hat die Qual.«
»Einer trage des anderen Last!«
»Das ist doch kinderleicht!«

16. Kapitel: »Ich bin jetzt eine Mutter«

Warum der Schritt von der Mutter zur Mutti so ver-
hängnisvoll sein kann. Und wie du verhindern kannst,
dass deine Frau ihn geht

Mit der Schwangerschaft verändert sich eine Frau nicht
nur körperlich. Nein, sie macht auch wichtige psychologische Veränderungen durch, mit denen man als Mann
früher oder später – aber immer sehr heftig – konfron-
tiert wird. Das Mantra der seelischen Veränderung der
schwangeren Frau manifestiert sich in folgender Aussage:
»Ich bin nicht mehr dieselbe wie früher. Ich bin jetzt eine
Mutter.«

Eine Mutter? Na gut, denkt sich der unbedarfte Mann.
Ich hatte ja selber mal eine. Das wird schon nicht so
schlimm werden.

Falsch gedacht, denn der Schritt von der Mutter zur
Mutti ist nur noch ein kleiner. Und wenn deine Frau diesen Schritt gegangen ist, dann wird sie nicht mehr viel
mit dem Menschen gemeinsam haben, mit dem du früher
einmal nachts um drei noch einen Topf Nudeln gekocht
hast, weil ihr beide vom Tanzen in einem Club hungrig
wart. Eine Mutti wird dich auch nicht mehr mit diesem

intensiven Blick anschauen, der dir sagt: »Ich will dich. Jetzt!« Muttis kaufen sich Funktionsjacken von Salewa. Weil die so schön warm halten. Und praktisch sind. Und nicht so schnell schmutzig werden. Sie legen sich eine Frisur zu, die pflegeleicht ist. Statt stundenlang mit ihrer nichtschwangeren besten Freundin zu telefonieren, melden sie sich in Internetforen an, um mit anderen Muttis, deren Nicknamen Lebenslicht, Bienchen oder Mimi lauten, ihre Schwangerschaftsprobleme zu diskutieren. Muttis regen sich nicht mehr auf, wenn du deine Socken mal wieder achtlos neben das Bett auf den Boden geworfen hast, sondern räumen sie mit einem leisen Ächzen selbst in die Wäsche. Sie kochen von einem Eintopf immer gleich drei oder vier Portionen, um den Rest dann einzufrieren. So haben sie beim nächsten Mal nicht mehr so viel Arbeit. Muttis waschen die Wäsche immer linksrum. Muttis wissen nicht mehr, welche Farben in der laufenden Modesaison erlaubt sind. Und welche nicht. Muttis haben keine Angst mehr vor der Waage. Sie streiten mit dir nicht mehr über die Fernbedienung, sondern schlafen neben dir auf dem Sofa ein, während du ungestört Fußball guckst. Muttis gehen mit ihren Kindern niemals aus dem Haus, ohne einen Rucksack mit Wechselkleidung zu packen. Und einer Flasche Wasser, falls eines der Kinder plötzlich Durst hat. Muttis können 3-Minuten-Eier kochen, ohne auf die Uhr zu schauen. Sie holen eine heiße Kuchenform mit bloßen Händen aus dem Ofen, ohne Topflappen zu benutzen.

Wenn du deine Frau wirklich liebst, musst du mit allen Mitteln verhindern, dass aus ihr eine Mutti wird.

Spätestens dann, wenn dir deine Frau bedeutungsschwanger entgegenhaucht, dass sie die Welt in letzter Zeit mit anderen Augen sehe, solltest du eingreifen. Denn Fakt ist, auch wenn deine Frau die Welt in einem anderen Licht erblickt, blickt die Welt nicht anders zurück. Die Welt im Allgemeinen kümmert sich herzlich wenig um deine Frau. Da kann sie noch so stolz auf ihren dicken Bauch sein, nicht einmal schwerkraftmäßig nimmt die Welt deine Frau auch nur ansatzweise wahr. Die Welt bleibt so, wie sie ist, egal wie viele Kinder du in sie hineinsetzt. Und Fakt ist auch: Ist das Kind erst einmal da, wird deine Frau die Welt da draußen 1. immer seltener und 2. in der Tat mit anderen Augen sehen. Nämlich mit ziemlich kleinen und übermüdeten.

Aber wie verhinderst du die Verwandlung deiner Frau in eine Mutti?

Die zehn Punkte des Anti-Mutti-Programms

1. Nenne deine Frau niemals selber »Mutti«. Die Menschen sind das, was man ihnen sagt. Je öfter du sie »Mutti« nennst, umso schneller wird sie sich in eine solche verwandeln.[45]

---

45 Das trifft übrigens später auch auf dein Kind zu. Falls dein kleiner süßer Satansbraten am Mittagstisch mit Hilfe seiner Gabel ein Spinatkatapult gebaut, und das grüne Gemüse bis an die Decke geschossen hat, sage ihm nicht »Du bist blöd« oder »Du bist gemein«. Dein Kind wird sich deine Meinung merken und irgendwann tatsächlich denken, dass es blöd oder gemein ist. Sage deinem Kind in so einer Situation einfach: »Spinatkatapulte baut man nicht. Außer bei Oma!«

2. Kleidung, die hergestellt wurde, um darin Sport zu treiben, wird auch nur zum Sport angezogen. Gänge zum Bäcker oder Supermarkt im Jogginganzug sind verboten.

3. Mindestens einmal im Monat zwingst du deine Frau zu einem Shoppingsamstag. Und sie muss sich etwas kaufen, egal ob ihr die Trends der aktuellen Mode-Kollektionen gefallen oder nicht.

4. Ohne Einkaufszettel in den Supermarkt gehen! Chaos ist dein mächtigster Verbündeter im Kampf gegen die ordnungsliebende, stets auf Sicherheit bedachte Mutti.

5. Es wird nicht gegessen, was auf den Tisch kommt, sondern das, worauf alle Mitglieder der Familie Lust haben. Haferflocken schmecken bekanntermaßen immer dann am besten, wenn man sie vor dem Verzehr durch ein frisches, noch ein wenig blutendes Stück Roastbeef ersetzt.

6. Man darf gleichzeitig Eis essen und Cola trinken. Und davon Bauchweh bekommen. Das geht schließlich wieder vorbei.

7. Mindestens einmal im Monat musst du mit deiner Frau ausgehen. Und nach Mitternacht nach Hause kommen.

8. Sex haben. Aber nicht einfach so, sondern vorzugsweise in allen anderen Zimmern eurer Wohnung und nur so selten, wie es sich einrichten lässt, in eurem Schlafzimmer.

9. Wenn du eine Flasche Prosecco oder Champagner öffnest, schüttle sie vorher ein bisschen, damit der Schaum aus der Flasche spritzt. Klar kann man eine Flasche Schaumwein auch ohne zu sprudeln öffnen, aber der fröhliche Schreck, wenn man es nicht tut, ist die kleine klebrige Pfütze auf dem Tisch allemal wert.

10. Die härteste Aufgabe überhaupt: Du musst deine Frau durchschlafen lassen. Fehlender Schlaf ist das wirk-

samste Gift, das eine Frau in eine Mutti verwandelt. Wenn euer Kind nachts schreit (und es wird schreien), musst du schneller aufstehen als deine Frau. Titanen sind daran gescheitert, denn auch du wirst hundemüde sein. Um dieser Aufgabe gewachsen zu sein, reicht es nicht, wenn du nur dein Bestes gibst. Du musst alles geben.

Was aber, wenn deine Frau schon längst eine Mutti ist? Keine Sorge, auch wenn einige Experten behaupten, dass die Mutti-Metamorphose irreversibel sei, gibt es Hoffnung für dich. Spätestens in 18 Jahren, wenn euer Kind groß genug ist, sich den angetrockneten Popel alleine mit Spucke von der Backe zu wischen.

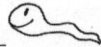

Tipp: So findest du heraus, ob deine Frau noch eine Frau und ganz normale Mutter ist.

Um herauszufinden, ob deine Frau sich bereits in eine Mutti verwandelt hat, gibt es einen ganz einfachen Test. Frage deine Frau einfach danach, wie sie den Schauspieler Johnny Depp eigentlich so finden würde.

Eine Mutti antwortet: »Mal abgesehen davon, dass er einen so komischen Namen hat, finde ich den eigentlich ganz gut.«

Eine Frau antwortet: »Johnny Depp? Hinreißend! Nette Filme, die er macht, aber seine Hüften sind viel zu breit, und ein bisschen mehr Brustmuskulatur könnte er auch mal vertragen. Du übrigens auch.«

---

17. Kapitel: Wenn das Sofa zur Walfalle wird

So machst du deine Wohnung schwangerensicher

Ist das Kind erst einmal da, lernen Eltern recht schnell, dass es vielleicht besser gewesen wäre, in eine Gegend zu ziehen, in der es keine Autos gibt, die das Kind überfahren könnten, oder dass sie beim Kaufen von dekorativen Wohnaccessoires besser auf Glasvasen, Obstschalen aus Glas, gläserne Öllampen, Bilderrahmen aus Glas, Glaselefanten und -delphine sowie den ein Meter großen schmiedeeisernen Kerzenständer verzichtet hätten.

Die Glasphase ist jedoch nur vorübergehend. Spätestens, wenn das Kind drei Jahre alt ist, sind die gläsernen Gegenstände in der Wohnung wieder in Sicherheit. Weil Glas nicht brennt und erst bei einer Temperatur von mehreren hundert Grad zu schmelzen beginnt. In der sich der Glasphase anschließenden Zeit überlegen die Eltern dann eher, warum sie dem Kind eigentlich so viel Holzspielzeug geschenkt haben. Und woher überhaupt diese ganzen Feuerzeuge kommen, die sie dem kleinen Feuerteufel laufend abnehmen müssen. Schließlich sind in der Familie doch alle Nichtraucher ...[46]

---

46 Auf die Glas- und die Holzphase folgt relativ schnell die Wasserphase (verbunden mit Wohnungsüberschwemmungen)

Woran viele Paare jedoch nicht denken, und was du auf keinen Fall versäumen darfst, ist, die Wohnung nicht nur kindersicher, sondern auch schwangerensicher zu machen.

War das syperstylische flache Loungesofa noch vor Monaten eine exponierte Liebesspielwiese, auf der der potenzielle Nachwuchs vielleicht sogar gezeugt wurde, ist es jetzt einfach nur noch eine gemeine Walfalle, die bei Gelegenheit gnadenlos zuschnappt. Denn so wie die Motte dem Licht nicht widerstehen kann, wird der dicke Schwangerschaftsbauch von Sofas magisch angezogen. Vor allem dann, wenn auf dem Sofa auch noch viele weiche Kissen liegen. Ab einem bestimmten Gewicht beziehungsweise Bauchumfang sind Frauen jedoch nicht mehr in der Lage, sich in tiefe Sessel oder ebensolche Sofas zu setzen. Das heißt, setzen können sie sich schon. Aber hoch kommen sie nicht mehr aus eigener Kraft. Wie ein Käfer, der auf den Rücken gefallen ist.

Es gibt Männer, die in so einer Situation dazu neigen, ihre schwangere Frau zu necken und kleine Gefälligkeiten für das Aufhelfen aus der misslichen Position zu erpressen. Das Problem: Die Frauen versprechen alles, um wieder aufstehen zu können. Viele Männer wiegen sich daher in Sicherheit und wundern sich, wie leicht den Frauen ihre Versprechen über die Lippen gehen.

Sobald die Frau wieder auf ihren eigenen zwei Beinen steht, erfahren diese Männer dann auch, warum das so ist. Du solltest der Versuchung daher lieber widerstehen.

Männer, die in einem Haushalt leben, der mit einer Personenwaage mit Körperfettanalyse ausgestattet ist, haben spätestens ab dem 5. Schwangerschaftsmonat ein massives Problem, das mit jedem Tag größer wird: ihre schwangere Frau. Dieses Problem sollten sie so schnell wie möglich loswerden.

Die Waage! Nicht die Frau!

Die Beziehung von Frauen und Waagen ist in etwa ebenso zerrüttet wie die Beziehung zwischen Männern und Salat. Besser man geht sich aus dem Weg. Doch da Frauen auf Dauer nicht ohne Waage leben können, haben sie sich für den Fall der Fälle verschiedene Überlebensstrategien zurechtgelegt. So ist eine Frau heutzutage in der Lage, jeden Tag auf eine Waage zu steigen und wochenlang dicker und dicker zu werden, ohne dass es ihr etwas ausmacht. Wie das geht? Ganz einfach, die Frau lebt in der festen Überzeugung, dass es sich bei dem Ergebnis, das die Waage anzeigt, um einen Messfehler handelt.[47] Dieser Selbstbetrug funktioniert leider nur bis zu dem Moment, in dem selbst Frauen vor den objektiven Tatsachen nicht mehr die Augen verschließen können.[48] In der Schwan-

---

47 Begünstigt wird diese Mythenbildung beispielsweise auch durch die Tatsache, dass einen das Besteigen der Personenwaage mit Körperfettanalyse in Socken fetter werden lässt als ohne. Wundere dich daher nicht, wenn deine Frau dir irgendwann einmal gesteht, dass in »Wahrheit« nicht das viele Schokoladeneis, sondern ihre Socken sie dicker machen würden.

48 Die Verdrängung der Gewichtszunahme treibt bei Frauen die abenteuerlichsten Blüten. So ist es beispielsweise unglaublich, wie viele Frauen-Kleidungsstücke angeblich durch das Waschen ihre Form verändert ha-

gerschaft wird dieser Moment spätestens dann erreicht, wenn die Wölbung des Bauches den Blick auf die LCD-Anzeige der Waage verdeckt. Jetzt ist es höchste Zeit, dass das Ding aus der Wohnung verschwindet.

Die Waage! Nicht die Frau!

Aber es muss wie ein Unfall aussehen.

Tipp:
Neben dem Körperfett können Waagen heutzutage auch den Anteil des Körperwassers bestimmen. Beides geschieht mittels eines kleinen elektrischen Impulses, der durch den Körper gejagt wird. Anschließend sagt dir das Teufelswerkzeug, ob du mehr trinken musst oder nicht. Sofort wegschmeißen! Selbst, wenn deine Frau nicht schwanger ist und niemals vorhat, es zu werden.

---

ben sollen und kleiner geworden sind. Selbst, wenn der neue Bauch bei einer Frau längst den Knopf von der Jeans sprengt, sind nicht etwa die drei Dutzend Tratschnachmittage mit der besten Freundin in Anwesenheit von Sahnetorte und Latte Macchiato daran schuld, sondern immer nur das falsch gewählte Programm an der Waschmaschine. Männerjeans passen dagegen immer. Und das liegt nicht etwa daran, dass die Hosen seltener gewaschen werden, wie sicher manch eine Frau gleich wieder einwenden mag.

18. Kapitel: In letzter Minute

Wohin man mit einem Wal in den Urlaub verreist

Wohin mit dem Wal in den Urlaub? Der erste Gedanke liegt nahe: Strandurlaub. Doch nicht immer ist die erste Idee auch die beste. Zwei Gründe sprechen dagegen. Abgesehen von Greenpeace-Aktivisten, die kaum an sich halten können und deine Frau ständig ins Wasser ziehen wollen, tummeln sich am Strand jede Menge halbnackte Nichtschwangere. Das ist zu viel des Guten.

Der gemeinsame Urlaub in der Schwangerschaft ist von enormer Bedeutung. Es ist der vorerst letzte Urlaub zu zweit. Danach werdet ihr in der Regel immer zu dritt wegfahren. Mit Urlaub machen hat das nicht mehr so viel zu tun. Für Eltern ist der gemeinsame Urlaub mit Kind ein weiterer Job von vielen, den man übernimmt. Der eines Reiseleiters.[49] Und du wirst es erleben: Von dem kleinen verreisenden Kind hagelt es Beschwerden im Fünf-Minuten-Takt.

Wohin soll die letzte Reise als Reisender also gehen? Afrika?

---

49 Die anderen Jobs sind Chauffeur, Friedensrichter, Koch, Butler, Krankenpfleger und Pupsgesicht (laut Kinder eine andere Art von Clown).

Afrika gehört zu den Dingen, die Frauen auf seltsame Weise spitz wie Nachbars Lumpi werden lässt. Kaum trabt eine Giraffe durch die ockerfarbene Savanne, schmelzen die Frauen dahin wie ein Block Eis in der heißen Saharasonne. Da stört es auch nicht weiter, dass die Giraffe wenig später von einem Löwen gefressen wird. In Afrika – so der Eindruck, wenn man noch nie dort gewesen ist – liegt Violinenmusik in der Luft und betörende Gerüche, die machen, dass alle Frauen weniger zickig, sondern eher leicht angekifft daherkommen, ganz beseelt von diesem *geheimnisvollen* Afrika.

Einziges Problem: Anstatt nun über den eigenen Mann herzufallen, richtet sich das Augenmerk der afrikatrunkenen Frauen meist auf sehr muskulös geformte Einheimische oder auf Typen, die schon seit Jahren in Afrika leben, aussehen wie Robert Redford und ständig etwas von »Freiheit«, »Wildnis« und »Abenteuer« faseln, bevor sie mit der Frau in die Kiste steigen. Afrika ist daher ein prima Ort, um Frauen zu schwängern oder seine Liebe auf die Probe zu stellen. Nicht aber, um mit seiner schwangeren Frau eine Zeit voller Harmonie und Restleidenschaft zu genießen.

Wie wäre es stattdessen mit einer romantischen Stadt? Venedig zum Beispiel?

An und für sich eine prima Idee, denn schließlich ist Romantik der Schlüssel, der den Männern bei Frauen Türen öffnet, die sonst verschlossen bleiben. Doch leider erweist sich die Schwangerschaft als absoluter Romantik-Killer, gegen den selbst die Verträumtheit der italienischen Lagunenstadt nicht ankommt. Verhieß die Fahrt in einer Gondel mit einem »O sole mio« schmetternden Gondoliere vor der Schwangerschaft noch eine Nacht voller Leidenschaft und wildem Sex, wird deiner Frau jetzt vom Geschaukel des Bootes einfach nur übel. Also heißt es laufen. Doch statt händchenhaltend die Sehenswürdigkeiten Venedigs zu entdecken und hin und wieder auf einer Bank zu knutschen, bis es Zeit wird für ein Dinner bei Kerzenschein, klagt deine Frau nur über ihre geschwollenen Füße. Die entstehen während der Schwangerschaft gerne mal aufgrund von Wasseransammlungen im Gewebe. Das beste Mittel dagegen: die Füße hochlegen. Dafür jedoch muss man nicht unbedingt nach Venedig fahren.

Wie wäre es dann mit einem schön abgelegenen Ferienhaus in Skandinavien?

Der Vorteil am Arsch der Welt kurz vor der abtauenden Arktis ist, dass man sich keinen Kopf machen muss, etwas zu verpassen. Mit der Reduzierung der Sehenswürdigkeiten auf die Wunderwerke der Natur Wald, See und Elch reduziert sich auch der Freizeitstress auf ein für deine schwangere Frau erträgliches Minimum. Alles wäre perfekt, wenn da nur nicht die schlimme Ferienhausallergie deiner Frau wäre. Das heißt, eher ist es eine Kochallergie. Wenn ihr beiden nicht gerade vorhabt, euch im Ferienhaus eurer Wahl von rohem Fisch zu ernähren, muss einer kochen. Und das solltest in diesem Fall du sein, denn solltest du es wagen, deiner Frau, die gerade ihre herausragende Schwangerschaftsleistung vollbringt, in

ihrem letzten Urlaub mit einer so profanen Haushalts-
pflicht wie dem Kochen anzukommen, hast du verschis-
sen. Und du wirst dich unweigerlich in einem Streitge-
witter wiederfinden, in dem recht bald der folgenschwere
Vorwurf fällt: »Unser Kind ist noch nicht einmal auf die
Welt gekommen, und schon bin ich für dich nur noch das
Heimchen am Herd, das für die Familie kochen und put-
zen soll. Sogar in den Ferien.«

Von Urlauben mit erhöhter Selbstversorgergefahr, also in
Ferienhäusern, auf Camping-Plätzen oder in Griechen-
land, ist daher in der Schwangerschaft dringend abzu-
raten.[50]

Doch welche Urlaubsalternativen bleiben, wenn Afrika,
romantische Städtereisen und abgelegene Ferienhäuser
tabu sind?

Tipp:
Sucht euch einen Center Park in eurer Nähe. Und nehmt etwas zu schreiben mit. Beobachtet die Eltern mit ihren Kindern
und notiert euch die Sätze, die ihr niemals zu eurem Kind sagen wollt. Schreibt auf, welche Peinlichkeiten ihr eurem Kind
ersparen möchtet. Haltet fest, wie ihr es, wenn es so weit ist,
nicht machen möchtet, und hängt die beschriebenen Zettel

---

50 Natürlich kannst du versuchen, deine Frau mit dem heiligen Versprechen, dass du dich die ganze Zeit über um das Essen kümmern wirst,
ins Ferienhaus zu locken. Doch wirst du dann auf dieser Reise nicht nur
von eurem ungeborenen Kind begleitet, sondern auch von der nicht gerade entspannungsfördernden Skepsis deiner Frau.

nach eurer Heimkehr gut sichtbar in der Wohnung auf. Nach der Geburt beginnen viele Paare – erschöpft von Schlaflosigkeit und dem Stress, alles gut und richtig zu machen – an der sogenannten Elterndemenz zu leiden, die zu Verhaltensmustern führt, die man noch von seinen Eltern kannte und für längst überholt gehalten hat. In diesem Fall könnten die Zettel euer Leben reden. Und mit etwas Glück fahrt ihr niemals wieder in einen Center Park.

---

19. Kapitel: Angriff der Superschnulzen

Warum Kinobesuche mit schwangeren Frauen zur Qual werden

Während der Schwangerschaft bekommt eine Frau eigenartige Gelüste. Sie will Milchreis mit Senfsoße essen. Sie will stundenlang darüber debattieren, ob der Vorname Enrique jetzt besser ist als der Vorname Carlos.[51] Sie spielt mit dem Gedanken, mit dem Stricken anzufangen, obwohl sie genau weiß, dass man dafür Nadeln und Wolle braucht und dass sie beides hasst. Sie liest Bücher über die frühkindliche Entwicklung, um dich hinterher zu fragen, ob du eigentlich wüsstest, »wie wichtig der soziale Kontext für die Ausprägung der adaptiven Fähigkeiten und die effektive Interaktion eines Kindes mit seiner Umwelt« sei.[52] Und sie bekommt eine schier unbändige Lust auf Superschnulzen im Kino. Musstest du früher gerade mal alle zwei Monate die garantiert »romantischste Komödie des Jahres« über dich ergehen lassen, kommt es jetzt einen Zacken schärfer. Jetzt hat Hugh Grant ausge-

---

51 Da man nicht vorhat, nach Spanien auszuwandern, sind beide Vornamen scheiße. Aber darum geht es ohnehin nicht. Es geht der Frau mal wieder nur um das Gespräch an sich.
52 Der soziale Kontext bist übrigens du.

dient.[53] Stattdessen erwarten dich im Kino Filme, bei denen einem das Popcorn im Halse stecken bleibt.

Ging es bei der halbwegs erträglichen romantischen Liebeskomödie immer um einen irgendwie trotteligen Typen, der die Traumfrau seines Herzens direkt vor Augen hat, es aber anderthalb Stunden lang nicht gebacken bekommt, endlich mit ihr in die Kiste zu steigen, fährt die Superschnulze die ganz schweren Geschütze auf. Der Plot der Superschnulze lässt sich mit einem Wort zusammenfassen: Schicksal. Porträtiert werden Menschen und ihre außergewöhnlichen Lebenssituationen. Dabei handelt es sich aber nicht etwa um Lottogewinner, die ihre Millionen in ein paar Wochen fröhlich verjuxen, was ja auch irgendwie ein Schicksal ist, sondern meist um Menschen, die ihr Leben in einer kargen Wüstenlandschaft verbringen und die furchtbar leiden, weil das Wasser im Dorfbrunnen immer weniger wird.

Sehr beliebt ist auch der Superschnulzen-Plot »Zurückgewiesene Frau rächt sich an ihren Peinigern«. Jedoch fließt in der Superschnulze kein Blut, wie etwa bei Quentin Tarantino, wenn die Frauen die männlichen Fieslinge auseinandernehmen. In der Superschnulzen-Welt ist erfolgreiche Rache mit einem fünfminütigen Heulkrampf oder einem Nervenzusammenbruch gleichzusetzen. Die meiste Zeit ist der Zuschauer der Superschnulze aber oh-

---

53 Und wenn du erst einmal Filme wie »Als der Wind den Sand berührte« oder »Das Mädchen, das die Seiten umblättert« gesehen hast, wirst du dem guten Hugh noch bittere Tränen nachweinen.

nehin damit beschäftigt, anderen Menschen beim – ja was eigentlich? – zuzusehen. Minutenlang verharrt die Kamera in den Gesichtern der Protagonisten, ohne dass diese eine Regung zeigen. Einzig der Wind pustet ihnen ein wenig durch die Haare, und im Hintergrund jammern die Violinen. Denken diese Menschen gerade nach? Treffen sie eine Entscheidung? Haben sie keinen Bock mehr? Man weiß es nicht. Ist aber auch egal. Hauptsache, Schicksal.

Besonderes Kennzeichen der Superschnulze ist der bedeutungsschwangere Titel. Unter einer gewissen Länge geht es dabei nicht. Fünf Wörter müssen es mindestens sein. Hier einige Beispiele:

»Als der Wind den Sand berührte«
»Das Mädchen, das die Seiten umblättert«
»Zusammen ist man weniger allein«
»Die Töchter des chinesischen Gärtners«
»Ich habe den englischen König bedient«
»Die Liebe in den Zeiten der Cholera«[54]

Man darf gar nicht versuchen, sich vorzustellen worum es in diesen Filmen geht. »Als der Wind den Sand be-

---

54 Umgekehrt funktioniert das übrigens nicht. Männerfilme, deren Titel aus mehr als fünf Wörtern bestehen, werden vom weiblichen Geschlecht genauso sicher abgeschossen wie Turmfalken auf ihrem Frühlingsflug über Malta. Keine Frau geht in Filme wie »Bring mir den Kopf von Alfredo Garcia« oder »Die Ermordung des Jesse James durch den Feigling Robert Ford«. Dabei sind deren Titel perfekt und klingen auf ihre Weise doch auch irgendwie nach Schicksal.

rührte« ... ja, was wird dann schon passiert sein? Da wird der Wind, wenn er kräftig genug geblasen hat, den Sand wohl hinfortgeweht haben.

Aber was soll's, der Begriff Mann ist ja ohnehin nur ein Synonym für das Wort Banause.

Trostpflaster:
Bald wird dein Leiden im Filmtheater deines Vertrauens für immer vorüber sein. Denn wie bemerkte die Lichtgestalt des deutschen Fußballs, Franz Beckenbauer, einst so treffend: »Ich brauche kein Kino, ich habe zwei kleine Kinder!«

20. Kapitel: Bin ich schön?

Wie du deiner schwangeren Frau »Ich liebe dich« sagst und sie es dir auch glaubt (ohne dass du Brad Pitt sein musst)

Wie sagt man der Frau am besten, dass man sie liebt? Einfach, in dem man ihr laut und deutlich die Worte »Ich liebe dich« entgegenschmettert? Nein, ganz so leicht ist es natürlich nicht. Denn das Wichtige an einem »Ich liebe dich« ist nicht so sehr, dass es gesagt, sondern das es geglaubt wird.

Stell dir vor, du wärst Brad Pitt.[55] Wäre dies der Fall, könntest du zu einer x-beliebigen Frau gehen, »muh« zu ihr sagen, und die Frau würde dir antworten: »Ja, Herr Pitt, ich nehme Ihren Heiratsantrag an.« Ein normaler Mann bekäme für dieselbe Aktion nichts weiter als eine Ohrfeige. Wie dir vielleicht aus dem nichtschwangeren Zusammenleben mit deiner Frau bekannt ist, neigen Frauen dazu, nur die Dinge zu hören, die sie auch hören wollen. So wie in dieser Szene:

---

55 Viele Frauen, die dieses Buch lesen, obwohl es gar nicht für sie geschrieben wurde, werden an dieser Stelle bestimmt denken, dass ihr Mann zwar durchaus Phantasie habe, aber nicht *so viel*.

● Sie (gelangweilt auf dem Sofa): »Du Schatz, wollen wir am Sonntag nicht ein Picknick machen? Das Wetter soll sehr schön werden.«

● Er (sich im Bad rasierend): »Aber ich habe dir doch gestern schon gesagt, dass ich am Sonntag zum Fußball gehe. Wir haben ein wichtiges Spiel.«

● Sie (listig): »Ooooch, hast du den keine Lust, mal wieder ein Picknick mit mir zu machen?«

● Er (tölpelhaft): »Natürlich habe ich Lust, mit dir ein Picknick zu machen, aber ich muss doch zum Fußball.«

● Sie (vergnügt): »Au fein, du hast also doch Lust, mit mir ein Picknick zu machen. Das wird bestimmt schön am Sonntag.«

Und genau deshalb ist es so schwer, einer Frau zu sagen, dass man sie liebt. Ein einfaches fröhliches »Ich liebe dich« kann sich in den Ohren einer Frau in mehr als ein Dutzend verschiedene Botschaften verwandeln, die komplett am inhaltlichen Kern der Aussagen vorbeigehen.

Gut zu wissen:

Die fünf häufigsten Bedeutungswandlungen, die die Worte »Ich liebe dich« in einem Frauenhirn erfahren, lauten:

1. »Ich will Sex.«
2. »Lass mich endlich in Ruhe Zeitung lesen.«
3. »Nein, ich habe nicht mit meiner Sekretärin geschlafen, aber ich würde gerne.«
4. »Wieso brauchst du im Bad schon wieder so lange zum Schminken?«
5. »Dein Outfit sieht grauenvoll aus.«

In der Schwangerschaft kommt erschwerend hinzu, dass sich zur allgemeinen Bedeutungsumwandlung der Worte »Ich liebe dich« eine mit fortlaufender Schwangerschaft immer größer werdende Unsicherheit bezüglich der eigenen Attraktivität bei den Frauen breitmacht. Während sich die Frau mehr und mehr in einen Wal verwandelt, sieht sie sich gegenüber den schlanken und ranken Geschlechtsgenossinnen massiv im Nachteil.

Natürlich ist das blanker Unsinn, denn Männer lieben bekanntlich Wale. Wale sind absolut sympathische Wesen. So ausgeglichen, so ruhig. So, wie die Männer selber sind. Und wenn sich ihre Frau in einen ebensolchen Wal verwandelt und sich die den Frauen angeborene Hektik unter dem zunehmenden Gewicht des Bauches in jene walische Gemütlichkeit verwandelt, dann sind Männer glücklich.

Nur wie kommt die Botschaft des Glücks bei der vollkommen verunsicherten Frau auch an? Wie kannst du ihr glaubhaft versichern, dass sie auch als Wal heiß und begehrenswert ist?

Ganz einfach. Wenn deine schwangere Frau mal wieder rumjammert, dass sie schon wieder zwei Kilo zugenommen habe, das Kind aber gerade mal 200 Gramm und dass, wenn sie gewusst hätte, wie dick so ein Schwangerschaftsbauch wirklich werden kann, sie sich das alles besser überlegt hätte, da schließlich alle anderen Frauen tausendmal besser aussehen würden als sie, dann solltest du sie an genau dieser Stelle unterbrechen, ihr fest in die

Augen schauen und sagen: »Weißt du Liebling, immer, wenn ich jetzt andere Frauen ansehe, dann habe ich ein eigenartiges Gefühl. Ich finde, diese anderen Frauen, sie sind so ... so leer.«

21. Kapitel: Der Ruhm eines Vaters

Warum Gedanken über die Erziehung deines Kindes
wichtig sind, aber nutzlos

Frauen und Wassermelonen sind Glückssache, sagen die
Griechen. Da ist etwas Wahres dran. Ob sie wirklich etwas taugen, weiß man immer erst hinterher.[56] Und spätestens, wenn der Bauch deiner Frau die Größe ebenjener
Frucht erreicht hat, stellst du dir unweigerlich die Frage,
wie eigentlich dein Kind später einmal drauf sein wird?

Wie jeder Vater träumst du sicher auch davon, dass du
das erste Kind gezeugt haben wirst, das nach der Geburt
durchschläft, keine Schmerzen beim Zahnen hat, dem die
berüchtigten 3-Monats-Koliken fremd sind, das nicht
fremdelt, sobald es auf den Arm von Freunden kommt ...

Träum weiter!

---

56 Ich habe keine Ahnung, ob Griechen sexuelle Handlungen an Wassermelonen vollführen. Ich gehe aber mal davon aus, dass das eher nicht
der Fall ist. Auch dürfte es den meisten schwerfallen, eine Wassermelone ebenso zu lieben, wie eine Frau. Es geht bei dem Sprichwort einzig
und allein darum, den ungeheuer schweren Auswahlprozess bei Frauen
und Wassermelonen zu illustrieren. Und jeder Mann, der schon einmal
in einer Bar bei einer Wassermelone abgeblitzt ist, weiß, wovon wir
hier sprechen.

Vielleicht spielst du auch mit dem Gedanken, dass dein Sohn vielleicht einmal ein berühmter Fußballspieler werden wird.[57]

Träum weiter!

Und wenn es ein Mädchen werden sollte? Dann wird sich all dein erzieherisches Tun und Streben darauf ausrichten, dass dieses Mädchen einmal eine Frau werden wird, die nicht heult, wenn sie sich einen Fingernagel abgebrochen hat. Eine Frau, die ihr Steak gerne blutig isst. Eine Frau, die einen Mann Mann sein lässt und seine Eigenarten respektiert. Sie soll einmal eine Frau werden, mit der ein Mann wirklich glücklich sein kann.[58]

Träum weiter!

Jetzt aber im Ernst. Der Bauch deiner Frau wird dicker und dicker. Und die unheilvollen Schatten, die er auf die Art und Weise, wie du bisher gelebt hast, wirft, werden länger und länger. Du wirst bald ein Vater sein. Ein Vorbild für einen kleinen hilflosen Wurm, der Orientierung, Führung, Stärke und eine helfende Hand braucht, wenn er die Windeln vollgemacht hat. Und unabhängig da-

---

57 Bedenke hierbei allerdings, dass auch Stefan Effenberg und Mario Basler als berühmte Fußballer gelten.
58 Solltest du tatsächlich so denken, ist das aller Ehren wert. Es gibt nur ein Problem: Sobald deine Tochter 14 Jahre alt geworden ist, wird dir auffallen, dass sie sich ausschließlich mit Versagern rumtreibt, die alle nur das eine von ihr wollen. Und langsam wird eine schreckliche Gewissheit in dir dämmern: Kein Mann, kein einziger, wird je gut genug für deine Tochter sein. Dafür kennst du sie einfach viel zu gut.

von, ob dein Kind mal ein Fußballer, eine Zicke, ein Kfz-Mechaniker, eine Marketing-Assistentin, ein Tunichtgut oder ein Balletttänzer zu werden gedenkt, die Frage, die sich dir stellen sollte, lautet:

Wie werde ich als Vater so sein?

1. Hoffentlich fit.
2. Geduldig wie ein Elefant.
3. Anwesend.

Heutzutage ist an das Vatersein eine enorme gesellschaftliche Erwartungshaltung geknüpft. Reichte es vor 50 Jahren noch aus, die Familie zu ernähren und zu Hause (wenn Mann denn überhaut zu Hause war) den Maulschellen verteilenden Haustyrannen zu geben, liest sich das Stellengesuch für den modernen Vater mittlerweile so:

Zum *nächstmöglichen Zeitpunkt, suchen wir einen*
VATER *(männlich)*

Sie kennen sich mit den gängigen Erziehungsstilen (partizipativ, autoritär, antiautoritär sowie laisser-faire) aus und verfügen über hervorragende Kenntnisse der Entwicklungspsychologie? Sie wissen alles über Eskalationsfallen und emotional-motivationale Techniken? Konsequentes Handeln sowie ein perfektes Zeit- und Bildungsmanagement sind für Sie eine Selbstverständlichkeit? Außerdem erwarten wir von Ihnen den versierten Um-

gang mit trotzigen und quengelnden Mitarbeitern. Gewalt in der Konfliktlösung lehnen Sie kategorisch ab. Die Interaktion mit Ihrer soziokulturellen Umwelt erfolgt ausschließlich unter Berücksichtung genderspezifischer Unterschiede. Außerdem sind Sie in der Lage, Einflüsse von Peergruppen zu steuern und zu kanalisieren.

Erfahrungen *als Koch, Abfallbeseitiger, Lehrer, Diktator, Chauffeur und Clown sind wünschenswert. Wenn Sie zudem noch flexibel, dynamisch und belastbar sind und keine Probleme mit Überstunden haben, freuen wir uns auf Ihre aussagekräftige Bewerbung.*

Du siehst, das klingt nach einer anspruchsvollen Aufgabe, nach einer echten Herausforderung. Und das Beste: Du musst dir bei der Bewerbung nicht einmal diese ganzen komplizierten Gedanken über deine Gehaltsvorstellungen machen, denn der Job wird nicht bezahlt.

Nein, Väter, die nicht Gefahr laufen wollen, von der heiligen Ursula in Verbannung geschickt zu werden, müssen sich warm anziehen. Denn Erziehung ist heutzutage ein Match, das nicht durch die Technik, sondern allein im Kopf entschieden wird.

Ein Beispiel: Ist dein Kind ein mutiger kleiner Entdecker, der am liebsten die Welt erkundet, dann solltest du richtig gut darin sein, Kinder aufzufangen, die von einem Baum herunterfallen, auf den sie geklettert sind, um zu beweisen, dass sie kein Oberfeigling sind.

Kommt dein Kind jedoch als Oberfeigling zur Welt, dann solltest du in der Lage sein, so lange auf dein Kind einzureden, bis es glaubt, dass der Baum gar nicht so hoch, seine Muskeln kräftig genug und die Höhenangst eine Erfindung der Medien ist.[59] Die Anforderungen, die dein Kind an dich stellen wird, hängen komplett von seiner Veranlagung und seinen Fähigkeiten ab. Welche Erziehung dein Kind wirklich braucht, das entscheiden weder du noch deine Frau. Einzig und allein dein Kind wird euch beiden mitteilen, was es von euch braucht. Mal sind deine starken Arme gefragt, mal deine sensiblen Kommunikationsfähigkeiten.

Wenn du daher etwas wirklich Schlaues in der Schwangerschaft machen willst, dann mach dir keine Gedanken über Erziehung. Und fange vor allem nicht an, mit deiner Frau darüber zureden.

* Er (sanft): »Du, Schatz, wie wollen wir unser Kind eigentlich erziehen?«
* Sie (träumerisch): »Es soll sich frei fühlen, Spaß am Leben haben. Und vor nichts Angst.«
* Er (erstaunt): »Aha. Und wie stellt man das an?«
* Sie (bestimmt): »Na, indem man das Kind fördert. Und viel Zeit mit ihm verbringt!«
* Er (wissbegierig): »Und was macht man da genau mit dem Kind, um es zu fördern?«

---

59 Da ein Oberfeigling, der überredet wird auf einen Baum zu klettern, mit ziemlicher Sicherheit herunterstürzen wird, solltest du allerdings auch in diesem Fall richtig gut darin sein, Kinder aufzufangen.

ℐ Sie (leicht zögerlich): »Na ja, du weißt ja, dass zum Beispiel Kinder, die mit klassischer Musik groß werden, später intelligenter sind. Wir könnten ja gemeinsam miteinander musizieren ...«

ℰ Er (irritiert): »Aber ich kann doch gar kein Instrument spielen ... und du doch auch nicht.«

ℐ Sie (herausfordernd): »Dann musst du es eben lernen.«

ℰ Er (lakonisch): »Aha, und welches Instrument sollte ich denn deiner Meinung nach lernen?«

ℐ Sie (mit Leichtigkeit): »Ich fände Violine schön.«

ℰ Er (ungläubig): »Was? Ich soll Violine lernen? Wieso das denn? Wenn ich mich recht erinnere, dann hast du dich doch bis vor kurzem über diesen Teufelsgeiger, auf den meine Mutter so steht ... wie hieß der gleich noch mal?«

ℐ Sie (nachsichtig): »André Rieu.«

ℰ Er (hastig): »Genau, André Rieu, immer nur lustig gemacht.«

ℐ Sie (nachsichtig): »Ich fände Violine schön.«

ℰ Er (entgeistert): »Aha, die Violine darf's also für Madam sein? Soll ich vielleicht auch gleich noch Fagott und Tuba lernen, wenn ich schon mal dabei bin?«

ℐ Sie (tadelnd): »Nein, Tuba gefällt mir nicht. Violine fände ich schön.«

ℰ Er (händeringend): »Hast du eigentlich eine Ahnung davon, wie lange es dauert, bis ich auch nur in der Lage wäre, drei saubere Töne hintereinander zu spielen. Da wohnt unser Kind nicht einmal mehr bei uns, weil es bereits erwachsen und ausgezogen ist.«

ℐ Sie (versöhnlich): »Ach, so schwer wird das schon nicht sein.«

- Er (verärgert): »Und welches Instrument lernst du?«
- Sie (irritiert): »Ich?«
- Er (neugierig): »Ja, du, wer denn sonst?«
- Sie (ärgerlich): »Es reicht doch, wenn du ein Instrument lernst. Was willst du denn sonst deinem Kind später einmal mit auf den Weg geben?«
- Er (zögerlich) »Ähh ... na ja ... zum Beispiel ...«
- Sie (aufbrausend): »Alles, was dein Kind von dir lernen kann, ist doch, wie man stundenlang auf dem Sofa hockt, Fußball guckt und dabei popelt. Ich sage dir, wenn ich unser Kind einmal beim Popeln erwische und mit ansehen muss, wie es das Ding auch noch in den Mund steckt, dann weiß ich ganz genau, von wem es das hat. Das werde ich dir niemals verzeihen. Da kannst du noch so schön Violine spielen.«

Gut zu wissen:

Nach drei Jahren Violinenunterricht sind die meisten Musiker immer noch mit Fingerübungen beschäftigt, was viele Frustrationen mit sich bringt. Das Schwierige an der Violine ist, dass der Spieler den Ton selbst suchen und bewerten muss, anders als etwa bei einem Klavier, das – wenn es perfekt gestimmt ist – den Ton vorgibt. Experten weisen darauf hin, dass es beinahe aussichtslos ist, das Violinenspiel zu erlernen, wenn man damit nicht bereits im Kindesalter angefangen hat.

Nachdem wir nun sichergestellt haben, dass du keine Gespräche über das Thema Erziehung mit deiner schwangeren Frau beginnen wirst, beschäftigen wir uns nun mit dem zu 100 Prozent eintretenden Fall, dass deine Frau dieses Gespräch beginnen wird. Vorzugsweise am Abend, wenn du bereits halb eingeschlafen bist.[60]

> ⁹ Sie (sanft): »Hast du dir eigentlich schon Gedanken darüber gemacht, wie wir unser Kind erziehen wollen?«

Es handelt sich dabei um eine typische Frauenfrage. Bevor es dabei um irgendwelche konkreten Inhalte und wirklich wichtige Diskussionen geht, interessiert sich deine Frau in erster Linie dafür, ob du dir deiner Verantwortung als Vater für die Erziehung überhaupt bewusst bist. Antwortest du mit »Nein, noch nicht …«, verkürzt sich dein Nachtschlaf um zwei bis drei Stunden. Diese Zeit wirst du brauchen, um deine in Tränen aufgelöste Frau davon zu überzeugen, dass sie mit all den Herausforderungen und Problemen, die auf euch zukommen, wenn das Kind erst einmal da ist, nicht alleine sein wird.

Die einzig richtige Antwort auf die Frage, ob du dir eigentlich schon Gedanken darüber gemacht hast, wie ihr euer Kind erziehen wollt, lautet deshalb:

»Ja.«

---

60 Frauen führen ihnen wichtige Gespräche am liebsten mit einem Mann, der gerade irgendwie abgelenkt und unkonzentriert ist – wie eben vor dem Einschlafen oder bei wichtigen Fußballspielen im TV. Sie glauben, dass er dann eher die Wahrheit sagt, da das Lügen nach einer gewissen Aufmerksamkeit und geistigen Fitness verlangt.

Du solltest dieses »Ja« möglichst so selbstbewusst und dynamisch vortragen, wie es dein beinahe eingeschlafener Körper zulässt und die so gewonnenen Sekunden dazu benutzen, richtig wach zu werden.[61] Denn nun will deine Frau natürlich wissen, was du dir da so für Gedanken gemacht hast. Und glaube ja nicht, dass du mit einem träumerisch hingehauchten »Es soll sich frei fühlen, Spaß am Leben haben. Und vor nichts Angst haben« retten kannst.

Keine Chance.

Dir stehen genau drei Varianten zur Auswahl, heil aus dieser Situation rauszukommen und innerhalb von zehn Minuten wieder das zu tun, was ein werdender Vater um diese Uhrzeit tun will: schlafen.

Welche dieser Varianten du wählst, hängt ein bisschen davon ab, was für ein Typ deine Frau ist.

Variante 1: *die intellektuelle Überforderung*
Die intellektuelle Überforderung eignet sich am besten für Frauen, die gerne Kreuzworträtsel lösen. Du solltest dabei eine gewisse snobistische Nonchalance an den Tag legen. Wenn du deine Frau intellektuell überfordern willst, reicht es nicht, sie einfach nur mit Fremdwörtern zu verwirren. Was du sagst, muss sich so anhören, als würdest du eine unumstößliche höhere Wahrheit verkün-

---

61 Die verlässlichste Methode ist, dir kraftvoll in die Brustwarze zu kneifen.

den, an der nicht zu rütteln ist. In diesem Fall empfehlen sich die folgenden Ausführungen:

»Nun, ich halte es in Sachen Erziehung ganz mit Arthur Schnitzler, der da sagt, die Aufgabe der Erziehung wäre es, den metaphysischen Hunger des Menschen durch Mitteilung von Tatsachen in weisem Maß zu stillen, statt ihn durch Märchen, was ja die Dogmen sind, zu betrügen. Sehr weiser Mann, dieser Schnitzler, findest du nicht auch?«[62]

Variante 2: der ambivalente Zweifel

Deine Frau grübelt stundenlang vor dem Kleiderschrank, ob sie für die anstehende Dinnerparty lieber das rote oder das grüne Kleid anzieht? Und sie entscheidet sich schlussendlich doch für das blaue? Dann ist der ambivalente Zweifel eine phantastische Möglichkeit, deinen Kopf aus der Schlinge zu ziehen. Das Wesen des ambivalenten Zweifels ist Zerrissenheit und Qual. Stelle dir vor, du wärst der Riese Atlas, der die gesamte Welt auf seinen Schultern trägt, und dein Arzt hat dir gerade offenbart, dass dein rechtes Bein leider amputiert werden muss. Wie um alles in der Welt wirst du es in Zukunft bloß schaffen, die Welt im Lot zu halten? Es ist doch deine Aufgabe. Und sonst macht es ja wieder mal keiner anderer! Genau dieses Gefühl musst du rüberbringen. Hier ist ein

---

62 Ich denke, anhand des Zitates wird klar, warum es bei der intellektuellen Überforderung nicht einfach ausreicht, etwas zu sagen, das deine Frau nicht versteht. Sie muss glauben, was du sagst. Denn ansonsten sagt sie dir: »Entschuldige, das habe ich nicht verstanden. Kannst du es bitte erklären?« Und dann sitzt du richtig dick in der Tinte.

bisschen Theatralik nicht nur erlaubt, sondern unerlässlich. Zum Beispiel mit folgenden weltschmerzenden Bemerkungen:

»Eigentlich finde ich den Ansatz von Maria Montessori am besten. Es wäre schön, wenn es uns gelänge, unser Kind nicht zu formen, sondern wenn wir es ihm ermöglichen, sich zu offenbaren. Andererseits glaube ich, dass Grenzen für das Zusammenleben sehr sehr wichtig sind. Aber das eigentliche Problem ist: Wenn ich nach dem Kind in mir suche, nach meinen eigenen Erfahrungen, dann finde ich da nicht mehr sehr viel. Und genau das macht mir ein bisschen Angst. Glaubst du, dass wir das alles schaffen?«

Variante 3: das Killer-Kompliment
Killer-Komplimente gehen eigentlich fast immer. Sie eignen sich vor allem für Frauen, die gerne weinen. Mit einem perfekt getimten Killer-Kompliment kriegt man jedoch selbst die abgebrühteste Frau herum. Einige Dinge musst du über das Killer-Kompliment wissen. Echte Killer-Komplimente sind selten. Ein Killer-Kompliment trifft eine Frau genau da, wo es richtig wehtut: im Herzen. Die Gefahr dabei ist, dass das Killer-Kompliment schnulzig rüberkommt oder unehrlich. Wenn du deiner Frau ein Killer-Kompliment machst, musst du ihr dabei in die Augen schauen. Blickst du woandershin, bekommt das Gesagte keinerlei emotionale Tiefe. Versuche das Killer-Kompliment nicht irgendwie besonders zu betonen. Betonung ist Theater. Und Theater ist die Vorstufe zur Lüge. Sage das Killer-Kompliment einfach mit fester, ru-

higer Stimme. In diesem Fall lautet es: »Weißt du, mein Schatz, Christian Morgenstern hat einmal gesagt, die beste Erziehungsmethode für ein Kind wäre, ihm eine gute Mutter zu finden. Und genau das habe ich getan.«

22. Kapitel: Scheinschwanger?

Warum Männer scheinschwanger werden können, es aber nicht sollten

Männer sind nicht schwanger. Nur, um das hier klarzustellen: Die Schwangerschaft deiner Frau ist keine Ausrede für dich, dir ebenfalls einen Ranzen wachsen zu lassen und durch launisches Verhalten die ohnehin schwierige Beziehungssituation weiter zu verkomplizieren.

Ja, angeblich verändert sich auch bei manchen Männern der Hormonhaushalt in der Schwangerschaft spürbar. Das Testosteron-Doping hat Schweißausbrüche, Übelkeit sowie den schnellen Wechsel von hyperaktiven Phasen mit Momenten teilnahmsloser Lustlosigkeit zur Folge.

Frauen allerdings können jammernde und übellaunige Männer nicht ausstehen. Wenn sie doch einmal jemanden brauchen, der jammert und übellaunig ist, treffen sie sich mit ihrer besten Freundin, um einen Latte macchiato zu trinken. Also, es kann dir durchaus passieren, dass du scheinschwanger werden wirst, behalte diese Scheinschwangerschaft jedoch besser für dich.

Folgender Spruch ist nämlich der dümmste, den du in der Schwangerschaft zu deiner Frau sagen kannst: »Weißt du eigentlich, mein Engel, wie glücklich du dich schätzen kannst, ein solches Wunder zu erleben? Ich würde liebend gerne mit dir tauschen, um zu erleben, wie das so ist, schwanger zu sein.«

Du würdest liebend gerne tauschen? Na klar, und wahrscheinlich glaubst du auch, dass es gar nicht so gut ist, reich zu sein, nachdem du ein paar Folgen von »Leute heute« oder »Exklusiv – das Starmagazin« im Fernsehen geschaut hast. Diese ganzen schrecklichen Probleme (»Hilfe, ich bin zu fett für das 3890-Dollar-Kleid von Gucci!«) und schlimmen Intrigen (»Nein, ich habe mir meine Lippen nicht aufspritzen lassen. Was für eine gemeine Unterstellung!«). Tja, und dann sind da ja auch noch die nie enden wollenden Schwierigkeiten mit dem renitenten Personal.

Daher lass dir hier gesagt sein: Es ist gut, reich zu sein.[63] Und es ist ebenfalls gut, ein Mann zu sein, dem die Erfahrung erspart bleibt, wie man eine Honigmelone durch ein Loch in der Größe einer Pflaume presst.

Trostpflaster:
»Ein Mann kann nicht reich werden, wenn er seine Familie versorgen muss.«
Altes Indianer-Sprichwort. Die haben bekanntlich immer recht.

---

63 Die Tatsache, dass einen das Reichsein nicht davor schützt, ein Idiot zu sein, ist ein ganz anderes Thema.

23. Kapitel: Seltsame Flecken

Warum Ultraschall-Untersuchungen nicht halten, was sie versprechen

Das Problem: Die große Ultraschall-Untersuchung deines Kindes ist in etwa so spektakulär, wie dem Schachgenie Gary Kasparow dabei zuzuschauen, wie er regungslos dasitzt und eine Stunde lang über seinen nächsten Zug nachdenkt. Man kriegt bei der Ultraschall-Untersuchung einfach nicht wirklich was zu sehen. Da sind nur dicke graue Punkte. Die einen sind hellgrau, die anderen dunkelgrau. Zusammen bilden sie seltsame Flecken, bei deren Anblick ein Astronom der NASA in Tränen des Glücks ausbrechen würde, weil er glaubt, zwei ineinander verschmelzende Galaxien zu sehen. Diese grießeligen Ultraschall-Flecken könnten alles Mögliche sein, nur kein Mensch.

Der Arzt jedoch, der routiniert mit seinem Ultraschallgerät über den Bauch deiner Frau wischt, behauptet steif und fest: »Sehen Sie, da ist Ihr Kind.« Er zeigt dir einen grauen Fleck und behauptet: »Das sind die Arme.« Er zeigt dir noch einen grauen Fleck und behauptet: »Und das da sind die Beine.« Er zeigt dir noch einen grauen Fleck und jubelt: »Schauen Sie mal, der Kopf.« Und kurz bevor du ihn anschreien möchtest, dass du wüsstest, wie ein Arm, ein Bein und erst recht ein Kopf aussähen, und dass diese grauen Flecken, die er einem da gerade gezeigt habe, genauso wenig Arme, Beine und Köpfe sind, wie der Opel Corsa ein Auto ist, ist die Ultraschalluntersuchung auch schon vorbei, und du blickst in die seligen Augen deiner Frau, die begierig ist zu erfahren, wie du das Ganze fandest. Und ob das Kind nicht wunderschön sei.

Es gibt nicht viele Gelegenheiten in deinem Leben, in denen du das tun solltest, was du jetzt tun musst. Aber in diesem Fall geht es wirklich nicht anders.

Lüge!

24. Kapitel: Technik, die nicht begeistert

Wie Hightech-Toys während und nach der Schwangerschaft Lösungen für Probleme schaffen, die es gar nicht gibt

Viele Eltern leben in der Annahme, dass es sich bei ihrem Baby mit Sicherheit um ein hochbegabtes Kind handeln wird, das quasi sprechend auf die Welt kommt.[64] Dementsprechend sorgen diese Eltern von Anfang an vor, damit ihr Kind sein Hochbegabtsein auch ausleben kann und nicht etwa aufgrund der ständigen Unterforderung seines mächtigen Gehirns zu einem aggressionsgeladenen Rotzlöffel wird.

Vor allem Mütter entwickeln in dem Bestreben, ihrem Kind alles erdenklich Gute zukommen zu lassen, eine

---

64 Bei 80 Prozent der Eltern verblasst dieser Eindruck bis zum zweiten Lebensjahr. Die anderen 20 Prozent wollen es nicht begreifen. Die nicht begreifenden Mütter fahren ihr Kind in den kommenden Jahren dreimal die Woche zum Klavierunterricht, die andauernde kakophonische Spielweise des Hochbegabten stoisch ignorierend. Die nicht begreifenden Väter stehen Samstag für Samstag am Fußballplatz. Während sie sich mental schon mal auf die Gehaltsverhandlungen mit Uli Hoeneß vorbereiten, brüllen sie alle zwei Minuten über den Platz, dass der wirr über den Platz schleichende Hochbegabte endlich auch einmal schießen oder aber wenigstens seinen Gegenspieler umtreten solle.

Energie, die leicht in Besessenheit umschlagen kann. Und immer dort, wo Besessenheit sich dem gesunden Menschenverstand in den Weg stellt, gibt es auch eine Industrie, die die mit der Besessenheit verbundene Hilflosigkeit der Konsumenten, »nein« zu sagen, hemmungslos ausnutzt und Produkte erfindet, die die Welt nicht braucht, aber trotzdem haben will.

Zum Beispiel einen Musikgürtel mit integrierten Stereolautsprechern aus organischer Baumwolle und einem integrierten Fach für den MP3-Player. So kann man das kleine Ungeborene den ganzen Tag mit Mozart, Bach und Beethoven beschallen, ohne dass man das Gedudel selber ertragen muss. Schließlich ist Musik ja gut für die neurologische Stimulation und die kognitive Entwicklung des Kindes, das fit gemacht werden muss für die Herausforderungen der Leistungs- und Wissensgesellschaft. Und damit das auch wirklich gelingt, braucht es natürlich auch noch das Baby Plus Prenatal Education System. Von der 18. Schwangerschaftswoche an wird das Baby dabei mit einer ausgeklügelten wechselnden Folge von rhythmischen Tönen beschallt. Zweimal am Tag. Das Ergebnis des vorgeburtlichen Unterrichts sind Wunderbabys, die – so sagt es der Hersteller – eher durchschlafen, früher sprechen können, interaktiver und kreativer sind.

Tipp:

Der Hersteller des Baby Plus Prenatal Educations System weist übrigens explizit darauf hin, dass klassische Musik für Babys viel zu komplex sei, weshalb man eben mit simplen rhythmischen Tonfolgen arbeite. Ist der sogenannte Mozart-Effekt bei Kindern also ein Fake? Sollte dir aufgrund dieser widersprüchlichen Informationslage der Gedanke »Wie man es macht, ist es falsch« durch den Kopf gehen, halte daran fest. Dieser Gedanke ist nämlich richtig. Und wenn es dir jetzt noch gelingt, die richtigen Schlüsse aus dieser Tatsache zu ziehen, bist du auf dem besten Weg, ein guter Vater zu werden.

Eines meiner absoluten Lieblingsprodukte auf dem Markt der Schwangerschafts-Hightech ist das Funny Bébé Sounds Pränatales Abhörgerät. Damit können die werdenden Eltern stundenlang den Herztönen ihres Babys lauschen. Falls sie die Herztöne überhaupt lokalisieren können, denn das Baby neigt ja dazu, sich im Bauch hin und her zu bewegen. Das Rauschen, das dann aus dem Mikro kommt, ist aber auch was Feines.

Diese unerwarteten Möglichkeiten der Technik machen die Frau natürlich heiß auf mehr. Im wahrsten Sinne des Wortes. Wie sonst könnte es Produkte wie den Wärmestrahler für den Wickeltisch geben? Der strahlt mit einer Leistung von 600 Watt, damit es das Kleine auch in den fünf Minuten, in denen es gewickelt wird, schön warm hat. Warm ist auch wichtig beim Essen, weshalb man die Fläschchen (selbstverständlich nur solche mit Anti-Kolik-Technologie) lieber nicht in einem Topf mit Wasser warm macht, sondern in einem Express Flaschen- und Babykostwärmer.

Die nächste Frage, auf die eine Frau eine Antwort finden muss, lautet: Reicht ein normaler Auskocher zum Desinfizieren der benutzten Flaschen und Sauger, oder sollte es doch besser ein elektrischer Dampfsterilisator sein? Ganz wichtig ist in jedem Fall auch ein Geräusch- und Bewegungsmelder – du kennst dieses Produkt vielleicht noch unter den Namen Babyphone. Das Relikt aus der Vor-Schäuble-Ära der Babyüberwachung kann mit den modernen Hightech-Überwachungsanlagen allerdings längst nicht mehr mithalten. Videoüberwachungssysteme – natürlich mit beweglicher ferngesteuerter Kamera und einem kleinen TFT-Monitor – sind der neueste Schrei. Welches Bild diese allerdings von einem in der Nacht im Dunkeln weinenden Baby übertragen sollen, ist mir schleierhaft. Egal, irgendjemand wird die paar hundert Euro dafür schon lockermachen.

Und wenn du nicht auf deine Frau aufpasst, dann bist das du!

Zu den außergewöhnlichsten Verwandlungen, die ein Mann bei seiner Frau während der Schwangerschaft erlebt, gehört nämlich die auffallende Begeisterung für Technik. Frauen wollen den ganzen Schwangerschafts- und Babykrempel zu Hause haben. Vielleicht ist es nicht so sehr der Glaube an die Technik selbst, der sich bei den Frauen einstellt, sondern vielmehr die Verheißung, dass die Probleme, die man als Schwangere und als Mutter hat, wirklich lösbar sind. Auf Knopfdruck.
Besonders gelungen sind jedoch all jene Produkte, die Lösungen für Probleme versprechen, von denen Mann

gar nicht wusste, dass es sie gibt. Zum Beispiel der Nasensauger. Der entfernt »störende Nasensekrete sanft und schmerzlos«, verfügt dabei über ein »sehr weiches, kleines und an die Nasenform angepasstes Silikon-Saugteil« ist natürlich »dampfsterilisierbar und für Spülmaschinen geeignet«. Ich meine, so was will man doch haben! Wenn ich früher gewusst hätte, dass es einen Nasensauger gibt, hätte ich nie wieder Taschentücher gekauft. Oder die Sicherheitswattestäbchen, bei denen die Watte extra so dick aufgeplustert ist, dass man mit den Stäbchen garantiert auch nicht im Gehörgang herumbohren kann. Das soll man mit normalen Wattestäbchen zwar auch nicht machen, aber besser ist das schon, wenn die Industrie einen sogar vor sich selbst beschützt.

Apropos vor sich selbst schützen. Einer der absoluten Bestseller in den USA ist der sogenannte Baby Care Timer, der anzeigt, wann das Baby gestillt werden muss, wann Zeit zum Windelwechseln oder Schlafen ist, oder der daran erinnert, dass das Baby seine Medikamente nehmen muss. Denn »das Gedächtnis ist das Erste, was neue Eltern verlieren, wenn ihr Neugeborenes auf der Welt ist«, verspricht der Hersteller. Das mag zwar durchaus richtig sein, aber dein Herz, das verlierst du nicht. Und was macht man eigentlich, wenn der Baby Care Timer sagt, dass du das nächste Fläschchen erst in zwei Stunden geben musst, dein Baby zwischendurch aber ausnahmsweise schon wieder Hunger hat und sich die Lunge aus dem Hals schreit?

Niemals sollte dir eine Maschine sagen dürfen, wann dein Kind dich braucht.

25. Kapitel: Der Mozart-Effekt

Über die »ungeheure« Bedeutung von Musik in der Schwangerschaft

Bei Musik in der Schwangerschaft gibt es drei wichtige Regeln zu beachten.

1. Die Musik darf nicht laut sein.
2. Die Musik sollte nicht trompetenlastig daherkommen.
3. Die Musik sollte nicht von Ozzy Osbourne sein.

Das perfekte Musikinstrument für die schwangere Frau ist das Piano. Es jammert nicht so wie die Violine und haut nicht so rein wie ein Schlagzeug. Die einzige brauchbare Alternative zum Piano ist die Gitarre. Allerdings kommt es bei Letzterer sehr darauf an, wer sie spielt. Alanis Morissette ist gerade noch okay. Thommy Thayer von Kiss geht dagegen gar nicht.

Der Schwangerschafts-Klassiker ist jedoch Wolfgang Amadeus Mozart. Dessen Musik steht, wie bereits zuvor erwähnt, hartnäckig im Verdacht, bei Kindern die Intelligenzentwicklung zu fördern. Populärwissenschaftlich wird dieser Glaube als Mozart-Effekt beschrieben. Ganz wichtig dabei ist allerdings, dass »Eine kleine Nachtmusik« oder »Die Zauberflöte« schon im Mutterleib zu Gehör gebracht werden. Ansonsten ist der Zug des Wissens ganz schnell abgefahren und der Traum von ruhigen und ausgeglichenen Kindern ausgeträumt. Es ist eine vollkommen natürliche und normale Regung, dass Eltern für ihre Kinder nur das Beste wollen, dass sie ihrem Kind alle Chancen eröffnen, die das Leben bietet. Und wenn ihr Kind eben ein Genie ist, dann soll es ruhig auch ein Genie sein dürfen.

Aber ist das wirklich das Beste, was einem widerfahren kann? Ein Genie zu werden und sein gesamtes Leben auf dem Präsentierteller der Öffentlichkeit zu verbringen? Jeden Tag können wir bei Exclusiv – das Starmagazin auf RTL mit ansehen, welch schlimme Opfer Prominenz von einem Menschen fordert. Anbei daher ein kleines Zitat aus einem Brief aus der Feder des bis in die Neuzeit hochverehrten Genies Wolfgang Amadeus Mozart an seine geliebte Cousine:

»jezt muß ich ihnen eine trauerige geschichte erzehlen, die sich just den augenblick erreignet hat. wie ich an besten an dem brief schreibe, so höre ich etwas auf der gasse. ich höre auf zu schreiben - - stehe auf, gehe zum Fenster - - und – höre nichts mehr - - ich seze mich wieder, fange abermahl an zu schreiben - - ich schreibe kaum 10 worte so höre ich wieder etwas - - ich stehe wieder auf - - wie ich aufstehe, so höre ich nur noch etwas ganz schwach - - aber ich schmecke so was angebrandtes - - wo ich hingehe, so stinckt es. wann ich zum fenster hinaus sehe, so verliert sich der geruch,

sehe ich wieder herein, so nimmt der geruch wieder zu
- - endlich sagt Meine Mama zu mir: was wette ich, du
hast einen gehen lassen? - - ich glaube nicht Mama. ja
ja, es ist gewis so. ich mache die Probe, thue den ersten
finger im arsch, und dann zur Nase, und - - Ecce Pro-
vatum est; die Mama hatte recht. Nun leben sie recht
wohl, ich küsse sie 1000mahl und bin wie allzeit

Der alte junge Sauschwanz«[65]

Sind das Briefe, die sich eine Mutter wünscht, dass ihr
Kind sie einmal schreibt? Genie hin oder her? Von dem
Finger im Hintern und dem jungen Sauschwanz einmal
ganz zu schweigen.

Ich persönlich, glaube, dass der Einfluss von Musik, ins-
besondere der Mozart-Effekt, in der Schwangerschaft
heillos überschätzt wird. Bei Mozart selbst scheint er
nicht allzu viel bewirkt zu haben. Sollte deine Frau daher
während der Schwangerschaft mit einer »Mozart für Babys«-CD zu Hause auftauchen – es gibt sie en masse –,
lies ihr doch ein wenig aus den Briefen Mozarts vor.

Tipp:
Sollten Mozarts Briefe deine Frau nicht überzeugen, von ihrem Geniewahn abzulassen: zehn Sekunden in der Mikrowel-
le haben bisher bei noch jeder CD ein Wunder bewirkt.

---

65 Mozart datierte diesen Brief auf den 5. November 1777. Ein Verhältnis
   mit seiner Cousine wird vermutet.

26. Kapitel: Abenteuer Hausgeburt?

Über die romantischen Irrungen und Wirrungen bei der
Suche nach dem passenden Geburtsort

Früher war die Welt noch in Ordnung.

Die Höhlen hatten keine Türen, die man den Frauen auf-
halten musste, beim Anziehen brauchte sich die Aller-
werteste nur zwischen einem Mammutkleid und einem
Mammutkleid entscheiden, und abends gab es zwischen
Mann und Frau keinen Kampf um die Fernbedienung,
weil sie wieder einmal sehen wollte, wie aus einem hässlichen, von allen verspotteten, übergewichtigen Mädchen
unter dem Drill einer russischen Ballettdomina doch noch
ein sterbensschöner tanzender Schwan wurde. Warum
sollte ein Mann auch Gefallen an einer Tanzlehrerin mit
Folterfaible finden, deren Stimme kälter ist als die Win-
ter in Sibirien und die das letzte Mal gelacht hat, als in
einem amerikanischen Propagandatrickfilm die Mutter
eines herzzerreißend süßen Rehkitzes erschossen wurde?
Und warum sollte ein Mann einem hässlichen, übergewichtigen Mädchen dabei zugucken wollen, wie es tanzen lernt, wenn es doch viel schöner ist, wohlgeformten
Frauenkörpern bei der rhythmischen Bewegung ihrer an-
mutigen Gliedmaßen zuzuschauen?

Früher also war die Welt noch in Ordnung. Es gab keinen Stress wegen schlechter Manieren, kein Rumgezicke vor dem Kleiderschrank und am Ende des Tages keinen Ärger wegen der Abendgestaltung. Entweder man guckte dem Schamanen dabei zu, wie er ein paar Mammutknochen ins Feuer warf und darauf wartete, dass mit ihnen irgendetwas ganz Außergewöhnliches passierte (was nicht geschah!), oder man döste so vor sich hin. Die Frauen träumten von einem neuen Mammutkleid, und die Männer träumten davon, bei der nächsten Mammutjagd das größte Tier zu erlegen. Oder, noch besser, eines der Mammuts zu zähmen. Damit würden sie dann bis vor die Höhle reiten und von allen anderen bewundert werden. So vergingen Jahre voller Glück und Zufriedenheit.[66]

Und wenn sich Nachwuchs ankündigte, dann hatten die Männer nicht viel mehr zu tun, als zu warten, während die Liebste in den Wald ging – weit genug weg, damit niemand die Schreie hören konnte –, ein paar Blätter zusammenhäufte – damit das Kind einigermaßen weich daraufplumpsen würde –, einen Stock zwischen die Zähne nahm und presste.

Heute hingegen werden an die Geburt und somit auch an dich als Mann vollkommen andere Anforderungen gestellt. Schuld daran ist Hollywood und der Hang der Filmindustrie, Dinge zu vereinfachen. Ich zum Beispiel

---

66 Siehe hierzu auch die ausführliche Höhlen-Darstellung im Buch »Zickenterror. Was Männer über Frauen denken« von selbigem Autor.

würde – statt mühsam mit Wortklaubereien meinen Lebensunterhalt zu bestreiten – laut Hollywood auch einen prima Geheimagenten abgeben. Weiber, Drinks und schnelle Autos: genau mein Ding. Auch das Thema Geburt wird in Hollywood unter der gebotenen Mentalität der Reduktion auf das Wesentliche dargestellt. So glauben heute nicht wenige Menschen, dass es kein Problem sei, ein Kind auf die Welt zu bringen, sobald man nur ein paar Handtücher und heißes Wasser dabeihabe.

Nur was genau macht man eigentlich mit den Handtüchern und dem heißen Wasser während der Geburt? Tja, dieser Punkt wird in den Filmen gerne ausgespart und nährt so bei vielen Frauen die Vorstellung einer romantischen Hausgeburt, die Tatsache ignorierend, dass es sich bei der Geburt um eine wirklich schmerzhafte und durchaus blutige Angelegenheit handeln kann.

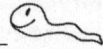

Tipp:
Du solltest einer Hausgeburt nur dann zustimmen, wenn du und deine Frau in einem Krankenhaus wohnen.

Eine weitere Alternative zur Klinik ist das Geburtshaus. Okay, das kostet vielleicht ein bisschen. Dafür aber wird individuell auf dich und die Bedürfnisse deiner Frau eingegangen. Natürlich wird deine Frau nicht weniger Schmerzen haben, weil an den Fenstern des Geburtsraumes schöne Gardinen hängen und der Teppich im

Raum echt klasse ausschaut. Und ob deine Frau sich auf einem Gebärhocker wohl fühlt oder bereit ist, sich bei der Geburt an eine Sprossenwand oder ans Geburtsseil[67] zu hängen, steht in den Sternen. Der Erdbeertee, der allerdings ist richtig lecker. Immerhin kann die Simulation einer weniger anstrengenden Geburt im Geburtshaus tatsächlich bis zur ersten heftigen Wehe anhalten. Und bevor deine Frau den offensichtlichen Betrug bemerkt, gibt es auch schon kein Zurück mehr. Die Geburt an sich ist im Geburtshaus genauso aufreibend wie überall. Nur die Zeit davor erleben du und deine Frau etwas entspannter.

Auch die Wassergeburt erfreut sich bei Frauen großer Beliebtheit. Der Muttermund soll sich im Wasser leichter öffnen, die Geburt soll schneller vonstattengehen, weniger Dammschnitte sollen nötig und Bewegungen im Wasser weniger anstrengend sein und Baby und Frau insgesamt weniger Geburtsstress haben. Eine Wassergeburt klingt genauso, wie es Wilhelm Busch einmal aus der Sicht des Babys formuliert hat:

> *»Allein man nimmt sich nicht in acht,*
> *Und schlupp! ist man zur Welt gebracht.«*

Wären da nur nicht die extrem widersprüchlichen Schmerzbeschreibungen. Die einen Frauen jammern so-

---

67 Der Anblick einer Frau am Geburtsseil ist übrigens etwas, dass man nicht so schnell vergisst. Nie wieder wird sich für dich das Sprichwort »sich an eine Hoffnung klammern« so vergegenwärtigen wie in dem Moment, in dem deine Frau ihre Hände um ebenjenes Geburtsseil schließt, während ihr Körper von Wehen traktiert wird.

gar, dass sie sich im Wasser wesentlich unwohler fühlen und stattdessen lieber herumlaufen oder auf einen großen Gummiball werfen würden. Andere jammern, dass die durch das Wasser verursachte Entspannung der Muskulatur den Schmerz sogar noch verstärken würde. Wie bereits gesagt, Frauen können vieles, nur Schmerzen beschreiben, dass können sie nicht. Auch die Wassergeburt ist daher nichts weiter als eine Hoffnung auf weniger Schmerz, verlassen können du und deine Frau sich nicht darauf.

Fassen wir die Vor- und Nachteile der verschiedenen Geburtsorte noch einmal zusammen. Egal, wo du deine Frau hinbringst, sie wird Schmerzen haben, da nun einmal überall eine Geburt stattfinden wird.

Da aber Frauen keine genaue Auskunft über die wahren Ausmaße des Geburtsschmerzes geben können, werden im nächsten Kapitel die Mythen, die sich um die Mutter aller Schmerzen ranken, ausführlich erklärt.

27. Kapitel: Geburtsschmerz: Mythos und Wahrheit

Was Mann über die Mutter aller Schmerzen wissen muss

In meinem Buch »Zickenterror«, das – oberflächlich gelesen – so wirkt, als würde ich mich auf 245 Seiten über Frauen lustig machen, das in Wahrheit jedoch ein leidenschaftliches Plädoyer für die Unvollkommenheit der Frau, ja, ich würde sogar so weit gehen zu behaupten, ein Manifest der Weiblichkeit ist, habe ich an einer Stelle ziemlich salopp geschrieben:

»Wahrscheinlich ist Kinderkriegen die leichteste Sache von der Welt. Wahrscheinlich lernen Frauen während der Schwangerschaftsgymnastik oder bei den Geburtsvorbereitungskursen nichts weiter, als wie sie es am besten so aussehen lassen, als ob sie furchtbare Schmerzen hätten.«

Warum sollten Frauen ihre Männer dergestalt hinters Licht führen? Nun, bei aller Liebe erweist sich der Geburtsschmerz in der Zukunft eines Paares als ein prima Faustpfand, mit dem eine Frau unliebsame Diskussionen zu einem ihr genehmen Ende führen kann. Was kann ein Mann schon auf die Frage »Weißt du eigentlich, welche

Schmerzen ich bei der Geburt deines Sohnes durchlitten habe?« antworten?

1. »Ja, ich war schließlich dabei.«

Ein plumper Ansatz zwar, aber wenn er mit genügend unschuldiger Penetranz vorgetragen wird, kann die Diskussion tatsächlich in einem Unentschieden enden.[68] Vor allem dann, wenn man an dieser Bemerkung noch die Sätze hinzufügen kann: »Und ich habe dir die ganze Zeit den Rücken massiert. Genau dort, wo du immer gesagt hast, dass die Schmerzen am größten gewesen wären.«

2. »Jetzt stell dich mal nicht so an. Du bist schließlich nicht die Erste, die so ein Kind zur Welt gebracht hat.«

Typische Männerreaktion. Faktisch richtig, aber emotional ebenso unterkühlt wie die Beziehung zwischen Greenpeaceaktivisten und japanischen Walfängern.

3. »Du hast es doch überlebt und machst einen sehr ausgeglichenen und entspannten Eindruck. So schlimm können die Schmerzen ja wohl nicht gewesen sein.«

Die gute alte Holzhammermethode. Für deine Seelenhygiene ist es sicherlich von Vorteil, dir hin und wieder auf diese Art und Weise Luft zu machen. Doch die Ver-

---

68 Ein Unentschieden in einer Diskussion bedeutet selbstverständlich nur, dass die Entscheidung gegen deinen Willen vertagt wird. Du wirst diese Diskussion also nur »nicht jetzt«, sondern »erst später« verlieren. Aber immerhin.

letzungen, die deine Frau durch die rabiat formulierten Worte davonträgt, bedürfen der Heilung durch Entschuldigungen, viel Aufmerksamkeit und kleine Geschenke.

Nein, der Geburtsschmerz ist eine prima Methode, mit der eine Frau einen Mann immer wieder davon überzeugen kann, dass er ihr etwas schuldig ist. Schließlich ist der Geburtsschmerz eine exklusive Frauenangelegenheit, Rückenmassage und Händchenhalten durch den Mann während der Geburt zum Trotz. Niemals wird ein Mann erfahren, was das Wort Wehe, das so leicht und luftig klingt wie ein sanfter Frühlingswind, in Schmerzen ausgedrückt bedeutet. Doch jeder Mann, der bei der Geburt dabei gewesen ist, spürt auch nicht unbedingt den Drang, dies zu erfahren.

Natürlich finden sich auch heute noch in der Literatur Hinweise wie der, dass der Geburtsschmerz nur ein eingeredeter Schmerz sei, den man sich auch wieder ausreden könne, wie beim Feuerlauf. Nun hat leider das Latschen über glühende Kohlen mit einer Geburt in etwa so viel miteinander zu tun wie das Züchten von Rosen mit einem Boxkampf im Schwergewicht.

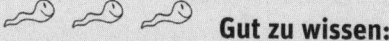 **Gut zu wissen:**

Der Grund, warum man bei einem Feuerlauf keine Schmerzen hat, ist nicht etwa der, dass man sich diese ausgeredet hat, sondern dass Kohle und Asche eine sehr geringe Wärmeleitkapazität haben und die Schmerzen schlicht nicht vorhanden sind.

Das ist bei der Geburt leider ein wenig anders. Nachdem nämlich Mike Tyson dir gerade ein Ohr abgebissen hat, kannst du mit Engelszungen auf dein Restohr einreden. Es wird dich nicht erhören, sondern einfach weiterschmerzen. Lange. Der Geburtsschmerz ist daher genau so ein Mythos, wie David Beckhams Freistöße, bei denen er den Ball nach links schießt, dieser dann aber nach rechts fliegt. Immerhin beträgt der Kopfumfang des Babys bei der Geburt um die 30 Zentimeter. Und die sind im Gegensatz zu manch anderen 30 Zentimetern nicht geschummelt.

Jeder Mann, der die Schreie einer Frau im Kreißsaal vernommen hat, ahnt:

Das ist nicht geschummelt.

Und er wird in Zukunft die Rechung, die ihm der Geburtsschmerz aufbürdet, gerne bezahlen und sich insgeheim fragen, wie es sein, kann, dass sich das jemand ein zweites oder gar drittes Mal antut.

Dafür muss man schon ganz schön plemplem sein.

Oder eben eine Frau.

28. Kapitel: So atmest du durch die Vagina

Wie du dich am besten auf den Geburtsvorbereitungs-kurs vorbereitest

Die erste gute Tat, die mein Sohn in seinem Leben für mich vollbracht hat, war jene, dass er einen Monat zu früh zur Welt kam. Genau eine Woche bevor ich mich mit einem guten Dutzend anderer Männer und ihren schwangeren Frauen zum gemeinsamen Termin beim Geburtsvorbereitungskurs hätte einfinden müssen.

Müsste ich mich zwischen chinesischer Tropfenfolter, einen gemeinsamen Abend in einer Bar mit Guido Westerwelle und ebenjenem Geburtsvorbereitungskurs entscheiden, ich würde kurz schwanken und mich dann für die Tropfen entscheiden. Doch was ist es, was den Geburtsvorbereitungskurs so grausam macht?

Das größte Problem des Geburtsvorbereitungskurses ist die Tatsache, dass er einfach sehr männerunspezifisch daherkommt. Eine Rückenmassage zu erlernen, die helfen soll, die unsagbaren Schmerzen der Frau zu lindern, mag ja noch sinnvoll erscheinen. Aber spätestens, wenn die die Geburt vorbereitende Hebamme die anwesenden Männer in der Runde auffordert, sie müssten ihrer Frau jetzt helfen, durch die Vagina zu atmen, möchte man nur noch schreiend davonlaufen. Das geht aber leider nicht, weil der rettende Weg zur Tür von den dicken Bäuchen lauter hochschwangerer Frauen versperrt ist.

Was den Geburtsvorbereitungskurs ebenfalls zu einer derart bizarren Veranstaltung macht, ist die eigenwillige Atmosphäre. Während die stummen »Ich will hier raus!«-Schreie der Männer durch den Raum hallen, gucken die Frauen sich gegenseitig auf die Bäuche und Ärsche, um zu sehen, welchen Platz sie beim Miss-Schwangerschafts-Wettbewerb belegen.

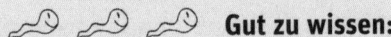 **Gut zu wissen:**

Die Regeln für den Miss-Schwangerschafts-Wettbewerb im Geburtsvorbereitungskurs:

1. Ein dicker runder, nach vorne gewachsener Bauch ist gut.
2. Ein dicker runder, nach hinten gewachsener Hintern ist schlecht.
3. Ein nach vorne, zur Seite, nach oben und unten gewachsener Bauch ist sehr schlecht.
4. Die Brummkreiselform, ein nach vorne, zur Seite, nach oben und unten gewachsener Bauch, der sich übergangslos in Hüften und Hintern fortzusetzen scheint, ist das Ende der Welt.[69]

---

69 Wenn du dich in den Wochen zuvor ein wenig gewundert hast, warum deine Frau immer leicht deprimiert und recht einsilbig vom Geburtsvorbereitungskurs nach Hause kam, könnte das an einer schlechten Plazierung in diesem Wettbewerb gelegen haben.

Dieses ständige Bemessen von Bauchumfängen und Hintern der Frauen im Geburtsvorbereitungskurs ist außer der schlechten Laune bei der einen oder anderen Frau hinterher an und für sich kein Problem. Auch nichtschwangere Frauen verbringen schließlich ein Drittel ihrer Lebenszeit mit dieser für sie wichtigen Beschäftigung. Schlimm ist nur, dass die vollkommen auf die Bäuche und Hintern der anderen Frauen fixierten Schwangeren von dem, was ihnen im Kurs beigebracht wird, weniger als die Hälfte mitbekommen. Und das hat zur Folge, dass obwohl sich die Frauen wochenlang auf die Geburt vorbereiten, sie am Ende fast genauso ahnungslos dastehen wie ihre Männer.

Und wer muss es, wenn es dann, wenn es endlich so weit ist, wieder richten? *Genau, du!*

🌰 🌰 🌰 **Gut zu wissen:**

Als Mann brauchst du eigentlich nur drei Dinge, um dich auf die Geburt vorzubereiten: Zigaretten, Schnaps und Fingernägel, die du abkauen kannst.

So, und jetzt kümmern wir uns um deine Frau.

Stell dir vor, du sitzt im Freibad. Die Sonne scheint, die Pommes sind super, und plötzlich packt dich ein wahnwitziger Anfall von Mut. Du spürst eine eigentümliche Kraft in dir, eine, die vorher noch nie da gewesen ist. Und du beschließt, zum Helden des Freibads zu werden und einen eleganten Kopfsprung vom 10-Meter-Brett hinzulegen, der selbst die Klippenspringer von Acapulco vor Neid erblassen lassen würde. Dass es dein erster Sprung vom 10-Meter-Brett sein wird? Egal! Du kletterst, getrieben vom Gefühl der Unbesiegbarkeit, auf den Sprungturm. Und mit jeder Stufe, die du höher und höher steigst, merkst du, dass du dir die ganze Sache eben, als du noch auf der Wiese gesessen bist, irgendwie anders vorgestellt hast. Vor allem nicht soooo hoch. Und dann stehst du oben. Und schaust hinunter in diesen entsetzlich tiefen Abgrund. Und alles, was du siehst, ist Angst. Noch nie warst du dir in deinem Leben so sicher wie jetzt: Du wirst nicht da runterspringen. Da kann der kleine dicke Jungen am Beckenrand noch so laut »Feigling! Feigling!« rufen. Und während du den Turm wieder runterkletterst, redest du dir ein, dass es ja ohnehin viel mutiger war, deine Schwäche einzugestehen, anstatt die Erwartung der anderen zu erfüllen. In Wahrheit bleibst du natürlich eine Lusche. Aber wenigstens hast du dich entscheiden können, eine Lusche zu sein.

Wenn am Ende der neun Monate Schwangerschaft die Wehen einsetzen, dann hat deine Frau keine Wahl. Sie kann die ganze Sache nicht einfach abblasen, weil sie es sich plötzlich doch besser überlegt hat. Sie muss da durch. Egal, wie groß ihre Angst ist. Sie muss springen. Und wenn sie das nicht schafft, dann bist ja, Gott sei dank, du noch da.

Um sie zu schubsen.

29. Kapitel: Helden wie wir

Die Geburt

Jeden Tag kriegen Tausende Frauen Kinder.

Plopp. Plopp. Plopp. Plopp. Plopp.

Doch diese Tatsache und der Spruch: »Dein Körper wird schon wissen, was er zu tun hat«, sind kein Trost für die schwangere Frau im Endstadium. Mit jedem Kilogramm mehr Gewicht ist bei der Frau auch die Angst vor der Entbindung gewachsen. Kein Wunder, muss sie doch annehmen, dass zwischen der Größe des Neugeborenen und dem Ausmaß der Schmerzen eine direkte Proportionalität herrscht.

Vollkommen zu Recht.

Wie aber nimmt man einer Frau die Angst vor der Schwangerschaft?

Gar nicht.

Was eine Frau während der Geburt braucht, ist nichts Geringeres als einen Helden.

Mit anderen Worten: *dich!*

Du musst Stärke, Zuversicht und Gelassenheit ausstrahlen, selbst wenn es um dich herum den Anschein hat, als würde die Welt im Chaos versinken. Keine leichte Aufgabe, denn im Gegensatz zu deiner Frau musst du diese Topleistung ungedopt, ohne die berühmt-berüchtigten, Glück verursachenden Endorphinschübe, die durch den Körper deiner Frau toben, erbringen.

Fakt ist: Es gibt weder einen Trost noch einen Rat, der Frau das Lampenfieber vor dem größten Auftritt ihres Lebens zu nehmen. Einige wichtige Punkte, solltest du allerdings mit deiner Frau vor dem Geburtstermin klären.

1. Wo hältst du dich während der Geburt auf?

Damit ist nicht nur gemeint, ob du *im* Kreißsaal oder *davo*r stehst. Wenn du und deine Frau euch beispielsweise darauf geeinigt habt, dass ihr die Geburt gemeinsam durchstehen wollt, sollte unbedingt noch geklärt werden, wo genau du im Kreißsaal Händchen halten darfst. Viele Frauen finden es nicht gerade prickelnd, wenn der Mann plötzlich an der Seite der Ärztin steht, seiner Frau zwischen die Beine schaut und sie gemeinsam mit dem medizinischen Personal anfeuert weiterzupressen, weil man den Kopf des Babys doch schon sehen könne.[70]

---

70 Solltet du und deine Frau euch darauf geeinigt haben, dass du ihr nicht zwischen die Beine guckst, lass dich am Ende der Geburt ja nicht von der Aufforderung locken, die Nabelschnur zu durchschneiden.

2. Einigt euch vor der Geburt auf einen Namen für das Kind!

Sicher, die Suche nach einem passenden Namen ist schwer. Vor der Geburt sollten du und deine Frau mit diesem Thema allerdings durch sein. Es gibt Paare, die glauben, dass sie bei der Geburt so eine Erfahrung haben werden, die sie den Namen des Kindes wissen lässt und die deshalb die Entscheidung über den Namen vertagen und erst einmal abwarten. Keine gute Idee. Zwar müssen sich Eltern offiziell erst innerhalb eines Monats nach der Geburt ihres Kindes auf einen Vornamen einigen, jedoch sollte man es darauf nicht ankommen lassen. Die Namensgebung erfordert eine gewisse geistige Fitness, die unter dem Fanal des Schlafentzuges und der radikalen Lebensumstellung[71] nach der Geburt doch sehr in Mitleidenschaft gezogen wird.

3. Den Anweisungen des Klinikpersonals ist Folge zu leisten!

Die Geburt ist ein erster heftiger Vorgeschmack auf das, was dich in Zukunft erwarten wird. Leben im Chaos. Keine Geburt gleicht der anderen. Die Möglichkeiten dessen, was während der Geburt alles passieren kann, gehen ins Unendliche. Fünf Stunden Wehen oder 24? Kaiserschnitt oder Saugglocke? Sturzgeburt oder Spontangeburt? Übertragung oder Frühgeburt? Dammschnitt oder Periduralanästhesie? Oder beides? Diese Gleichung

---

71 Siehe auch Kapitel: Alles hat eine Ende. Warum das Leben nach der Geburt im wahrsten Sinne des Wortes weitergeht.

hat zu viele Unbekannte, als dass du sie lösen könntest. Deine wichtigste Aufgabe während der Geburt ist es daher, dafür zur sorgen, dass weder du noch deine Frau im Weg herumstehen, sondern den Leuten, die Ahnung vom Kinderkriegen haben, Platz machen: Ärzten, Hebammen und Krankenschwestern. Den Anweisungen des Klinikpersonals ist unbedingt Folge zu leisten. Es wird während der Geburt vorkommen, dass deine Frau einige recht außergewöhnliche Wünsche äußert. So will sie zum Beispiel, dass »das alles endlich aufhört«, dabei kommen die Wehen noch nicht einmal jede Minute. Sie wünscht sich, dass du »endlich etwas machen« sollst, damit diese höllischen Schmerzen vorbeigehen. Und glaube mir, die im Geburtsvorbereitungskurs gelernte Massage fällt ganz bestimmt nicht in die Rubrik »etwas machen«, weil sie bei weitem nicht die Wirkung hat, die dir und deiner Frau von der Hebamme versprochen wurde. Man kann nun mal einen Vulkan nicht am Ausbruch hindern, indem man einen Eimer Wasser darüberschüttet. Gott sei Dank hört das Wünschen in genau dem Moment auf, indem die Schmerzen so groß werden, dass deine Frau sich nicht mehr artikuliert äußern kann, sondern nur noch einzelne oder miteinander kombinierte Vokale von sich gibt: »Aaaaaaaaaaaaa!!«

»Ooooouuuu«

»Aaaaaaaaaaaaaaiiiiiiiiiiiiiiiiiiiii«

Das Problem. Deine Frau erwartet Antworten auf die Botschaften, die sie dir da gerade gibt.

Doch du musst dich nicht nur um die Kommunikation gebärende Frau – Arzt, sondern auch um die Kommunikation Arzt – gebärende Frau kümmern, eine deiner wichtigsten Aufgaben während der Geburt. Dabei ist es gar nicht so leicht, deiner Frau die Anweisungen der Ärzte oder Hebammen zu übermitteln, da deine Frau in der Regel so laut schreien wird, dass sie diese schlicht überhört. Der Trick dabei ist, die wenigen Momente zu erwischen, in denen deine Frau dir überhaupt zuhören kann und nicht komplett auf ihren Wehenschmerz fokussiert ist. Ständiges monotones Wiederholen der Anweisungen ist die beste Methode bei dieser Art der Kommunikation, und sie hat außerdem den angenehmen Nebeneffekt, dass du dich ein bisschen beruhigst und nützlich fühlst.

Das Schönste an der Geburt, nach dem Kind, ist, dass du deine Frau von einer ganz neuen Seite kennenlernen wirst. Fluchen, pupsen, schreien, heulen – bei der Geburt fällt die Maske weiblicher Contenance, und deine Frau führt sich auf wie ein Bierkutscher nach der achten Maß. Ein fröhlich dahergesagtes »Ich press doch schon, du blöder Arsch, was glaubst du eigentlich, was ich hier die ganze Zeit mache!« mitzuerleben ist für den Moment ganz amüsant und lustig, da es dich und deine Frau auch irgendwie gefühlsmäßig näherbringt und verbindet. Nach der Geburt sollte dieser emotionale Ausnahmezustand allerdings kein so großes Thema sein. Eine Frau hat schließlich das uneingeschränkte Recht darauf, sexy zu sein. Vor allem dann, wenn sie den schweren Kampf kämpfen muss, sich nicht in eine Mutti zu verwandeln.[72]

Du solltest nach der Geburt übrigens keinen großen Dank fürs Händchenhalten erwarten. Das ist das Los, das du in der Lotterie des Lebens nun mal gezogen hast. Und auch wenn dich die Geburt mental wirklich an Grenzen heranführt und auch eine echte körperliche Anstrengung sein kann, ist es unvergleichbar mit dem, was deine Frau erlebt hat. Und in der Endabrechnung kommst du auch ohne Dankeschön sehr gut weg.

Noch ein paar Worte zu den Momenten nach der Geburt:

Herzlichen Glückwunsch!

Und freu dich nicht zu früh. Denn jetzt geht es erst richtig los.

---

72 Siehe dazu auch vorbeugend das Kapitel »Ich bin jetzt eine Mutter«.

30. Kapitel: Alles hat ein Ende?

Warum nach der Geburt das Leben im wahrsten Sinne
des Wortes weitergeht!

In den ersten zwei bis drei Wochen nach der Geburt des
Kindes entspannen sich viele Männer und denken: »So
schlimm, wie alle immer behaupten, ist das doch alles
gar nicht.«

Genieße diese Zeit. Sie wird bald vorüber sein.

Denn zu den unangenehmsten Seiten der Schwangerschaft
gehört, dass sie tatsächlich irgendwann einmal zu Ende
geht. Und dann stehst du plötzlich da und hältst einen
Winzling in der Hand, dessen einzige Fähigkeit zur Kommunikation das Schreien ist. Männer, die glauben, dass sie
mit der erfolgreichen Geburt ihres Sprösslings das Rennen
hinter sich haben und nun erschöpft und glücklich hinter
der Ziellinie zusammenbrechen können, irren sich leider.
Nach der Geburt geht der Tanz nämlich erst richtig los.

Bei der anstrengenden Vorbereitung auf den Top-Event
in deinem Leben gerät diese Tatsache gerne mal ein wenig in Vergessenheit. So wichtig wie die Vorbereitung auf
die Geburt selbst ist daher die Vorbereitung auf die Zeit
danach.

So wie Eskimos 34 Wörter für Schnee haben, haben kleine Babys gut drei Dutzend verschiedene Schreie, um zu sagen, dass sie Hunger haben, Papa doof ist, Mama eine viel weichere Brust hat oder dass sich mal bitte schön jemand um die Windel kümmern möge, die da so vor sich hin mufft. Keine Angst, man erlernt diese Schreisprache recht schnell.

Du wirst außerdem lernen, wie man im Büro gleichzeitig arbeiten und schlafen kann. Du wirst lernen, dass Milchstaus nicht im Verkehrsfunk angekündigt werden. Du wirst auf die Frage, wie du es früher geschafft hast, am Abend noch zwei Stunden fernzusehen, keine Antwort finden. Du wirst lernen, wie man ein Tragetuch wickelt, ohne dass dein Kind herausfällt. Du wirst von 100 Mittelchen hören, die deinem Kind beim Zahnen helfen sollen, und erfahren, dass nur ein einziges Mittel hilft: dein Kind in den Arm zu nehmen und es zu wiegen. Du wirst dich fragen, ob es normal ist, dass dein Kind immer schweißnasse Füßchen hat. Du wirst ein Kirschkernkissen im Ofen aufheizen, um es deinem von Blähungen geplagten Kind auf den Bauch zu legen. Du wirst mit Fencheltee und Sab-Tropfen versuchen, seine Blähungsschmerzen im Darm zu lindern. Du wirst beim ersten Fieber eine Angst spüren, die du noch nie in deinem Leben gespürt hast und die in Zukunft auch nie mehr wirklich weggehen wird. Du wirst monatelang Wachstums- und Gewichtstabellen studieren, um zu sehen, ob dein Kind »normal« wächst. Du wirst nächtelang mit deinem Kind im Arm auf einem Gymnastikball herumwippen, weil es das Einzige ist, was dein Kind wieder beruhigt, nachdem es weinend aufgewacht ist. Mit anderen Worten: Du wirst dich in einen anderen Menschen verwandeln.

Klar nehmen sich alle von der Geburt mittel- und unmittelbar Betroffenen vor, an ihrem Leben nichts zu ändern. Das ist ja auch ein guter Vorsatz. Aber das Leben nimmt auf diesen Vorsatz keine Rücksicht. Es ändert sich trotzdem.

Einfach so.

Trostpflaster:
Es dauert ungefähr zwei Jahre, dann ist das Kind aus dem Gröbsten raus und du und deine Frau, ihr bekommt langsam das Gefühl wieder mehr und mehr Kontrolle über euer Leben zu haben. Und es ist auch wirklich so. Ihr fühlt euch wieder freier, das Kind verbringt auch mal ein paar Tage bei den Großeltern.[73] Ihr geht wieder öfter aus. Ihr lebt wieder für euch und nicht immer nur fürs Kind. Und genau das ist dann auch der Zeitpunkt, an dem sich die jungen Eltern dafür entscheiden, ein zweites Kind zu haben.

Und Chaos, Schmerzen, Tränen und der ganze Rest gehen wieder von vorne los.

---

73 Die ihr verschlafen werdet, obwohl ihr euch vorgenommen habt, bis spät in die Nacht auszugehen und in jedem Zimmer eurer Wohnung wilden, leidenschaftlichen und stundenlangen Sex zu haben.

Zum Schluss

Dieses Buch mag an der einen oder anderen Stelle den Eindruck erwecken, dass es jeden Optimismus erbarmungslos zerstört, jede Hoffnung auf eine bessere und schönere Schwangerschaftswelt oder das idyllische Familienleben mit Kindern.

Nur was ist das eigentlich, Optimismus? Ein weiser Mann hat einmal gesagt: »Optimismus ist nichts weiter als ein Fehlen von Informationen.« Das klingt vernünftig Und das ist es auch. Daher meine allerletzten Informationen für dich.

Schwanger sein *ist* verdammt anstrengend. Auch für Männer.

Und Kinder haben *ist* noch anstrengender.

Das wird sich nie ändern. Aber es ist trotz all der Strapazen das größte Glück, das man erleben kann. Oder hast du etwa schon wieder vergessen, wie dieses Buch angefangen hat?

Und daher lautet die wichtigste Botschaft dieses kleinen Buches, dass das Leben gar keine Hoffnung braucht, um lebenswert zu sein. Das Leben braucht auch keinen Optimismus oder Glauben an irgendetwas. Hoffnung, Optimismus oder Glaube sind nichts weiter als angenehme Begleiter zwischendurch. Ein wirklich lebenswertes Leben braucht nur eines: Liebe.

Kinder sind Liebe.